JN199371

看護師のしごととくらしを
豊かにする
8

看護師のための
アンガーマネジメント

「怒り」の感情を
上手にコントロールする技術

光前麻由美

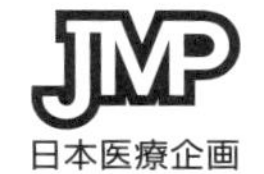

日本医療企画

はじめに

怒りの感情と上手に付き合い、看護の仕事をもっと楽しく！

看護師は保健師助産師看護師法で名称独占、業務独占と定められており、専門的な知識や技術が必要とされる職種です。また、生涯にわたり学習していく努力が義務づけられている職種でもあります。そのため看護学生の時代から今に至るまで日々さまざまな努力を続けているのではないでしょうか。

日々の看護業務において悩み躓(つまず)きながら学んでいる方もいるでしょうし、指導者として新人や看護学生に教えながら、自分自身も成長させようと努力している方もいるでしょう。新人であれば指導者のフォローを受け、初めて経験することに不安を感じながら少しでも早く自立できることを増やしていこうと努力していると思います。また、多くの病院や施設などでは研修を行い、看護師が学習できる機会を提供していると思います。

対人援助職であり、感情労働と言われる看護の仕事は、患者さんや家族と深くかかわることが多く、加えて他職種との連携においても中心的な立場となるため、人間関係においてストレスを感じることが少なくないのではないでしょうか。

皆さんは生まれてから今まで、人と自然にコミュニケーションをとりながら過ごしてきたと思いますが、コミュニケーションは相手に決定権があり、正解はありません。相手のためによかれと思ってしたことでも、相手にとっては心地よいとは限らないのです。また、看護師はお客様である患者さんや家族に対して指導する場面もあり、相手にとって耳の痛い話をしなければならないときもあると思います。

では、どのようにすればよい関係性を築きやすくなるのでしょうか。人と人がかかわるうえで切り離せないのは感情です。嬉しい、楽しいといったポジティブな感情もありますが、不安や悲しみといったネガティブな感情もあります。そのなかで大きな問題になるのが怒りの感情です。怒りは扱いを間違えると人間関係を壊すばかりか、社会的な立場を追われることにもなりかねません。逆に怒りと上手に付き合えるようになると自分を突き動かすエネルギーにもなります。

感情的になって怒りをぶつけることと、自分の感情を伝えることは違います。他人や自分自身の怒りに振り回されず、思っていることを上手に伝えられたらよい関係性が築きやすくなるのではないでしょうか。

この本では、私が看護師として体験してきたことや相談を受けてきたことなどをアンガーマネジメントの視点で紹介しています。アンガーマネジメントとは怒りの感情と上手に付き合うための心理トレーニングであり、次に挙げるようなさまざまな方に有効です。

ついイライラしてしまい後悔することがある人
言いたいことが言えずにため込んでしまう人
職場の接遇の向上や離職率の低下を目標としている人
新人や学生指導を担当している人
新しい職場で不安を抱えている人
人間関係に悩んでいる人
最近やる気をなくしていると感じている人
今よりもっと快適に過ごしたい人

ぜひ、この本を読んで、自分自身の感情に折り合いを付けられるようになり、本来の看護の喜びや達成感などを再認識するきっかけになれば幸いです。

2018年10月　光前麻由美

目次

第2章

看護の現場で役立つアンガーマネジメントの実践テクニック ……43

本文デザイン・ＤＴＰ　株式会社サンビジネス
イラスト　小山琴美　　装丁　櫻井ミチ

第1章

看護師が知っておきたいアンガーマネジメントの基礎知識

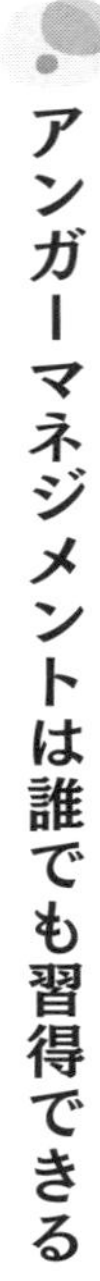

アンガーマネジメントは誰でも習得できる

ここ最近、医療・看護系のセミナーでアンガーマネジメントが取り上げられる機会が増えてきました。以前、研修の企画担当者にうかがったところ、アンケートで看護師が取り上げて欲しい研修テーマの1番にアンガーマネジメントが挙がっていたということでした。私も講座を受講される方に「以前からアンガーマネジメントを知っていましたか？」とお聞きしていますが、数年前と比べて「知っている」と答える方がかなり増えてきました。

とはいうものの、具体的な内容は聞いたことがない方や、怒らなくなるための方法だと誤解している方も少なくありません。今でこそアンガーマネジメントコンサルタントになり、講座を開催している私も、アンガーマネジメントの本質を知るまでは怒らなくなる方法を学ぶものだと思っていました。

アンガーマネジメントを学ぶ以前の私は、職場において機嫌で態度を変えるスタッフと怒られても言い返せずに悩んでいるスタッフの間に立たされていました。怒りをあらわにするスタッフを注意できず、心にモヤモヤを抱えたまま表面上だけうまく付き合うのに精いっぱいで、ストレスを抱えていたのです。そして、弱い立場のスタッフ同士で不満を言い合っているのを聞いていたわけですから、今考えるとどちらにもよい顔をしていただけなのだと思います。

また、それまで受講していた感情のコントロールやコミュニケーションに関連したセミナーは、どの講座も内容はすばらしいのですが、学べば学ぶほど自分を成長させなければいけないと考えるようになり、精神論的で難しいと感じることが多かったのを覚えています。そんなときに出会ったアンガーマネジメントは、精神論で行き詰っていた私には目からウロコでした。なぜかというと、ちょっとした習い事やスポーツと同じ感覚で「理論」と「技術」を学び、繰り返し実践すれば、特別な能力がなくても誰でも習得できるものだったからです。人によって上手い下手はあってもある程度は上達していくことができます。

さらに、性格を変えるわけではありませんから、それほど難しくはありません。この本を読んでくださっている皆さんにも同じことが言えると思います。ぜひ、アンガーマネジメントとは何かを学び、実践していってください。

アンガーマネジメントとは

アンガーマネジメントは、1970年代にアメリカではじまった怒りの感情と上手に付き合っていくための心理トレーニングです。当初は、ドメスティックバイオレンスの加害者・被害者のメンタルケアや、犯罪者の更生プログラムとしての側面が大きかったようですが、時代と共に一般の方にもよく知られるようになり、今では企業をはじめ、教育現場やスポーツ選手のメンタルトレーニング、医療や看護の分野でも研修として取り入れられるようになってきました。よくアンガーマネジメントというと怒らなくなる方法だとイメージする方がいますが、決してそうではありません（図表1）。

皆さんのなかにも怒りで失敗した経験がある方も少なくないと思います。ついつい怒りすぎてしまって後悔した経験や、逆に怒れずに後悔した経験をお持ちの方も多いでしょう。アンガーマネジメントは怒る必要のあることと、怒る必要のないことを線引きし、後悔しない選択ができることを目指します。そして、誰かの怒りや自分自身の怒りに振り回されない日々を手に入れることが目的です。

怒りは誰にでもある自然な感情

私たちは何かストレスを感じると、脳内で神経を興奮させるノルアドレナリンという神経伝達物質が過剰に分泌され、それが大脳辺縁系に伝わり、怒りや不安、恐怖といった感情が生まれます（図表2）。

図表1　アンガーマネジメントが目指すもの

アンガーマネジメント

× 怒らなくなる

○ 怒りと上手に付き合う

図表2　怒りと脳のしくみ

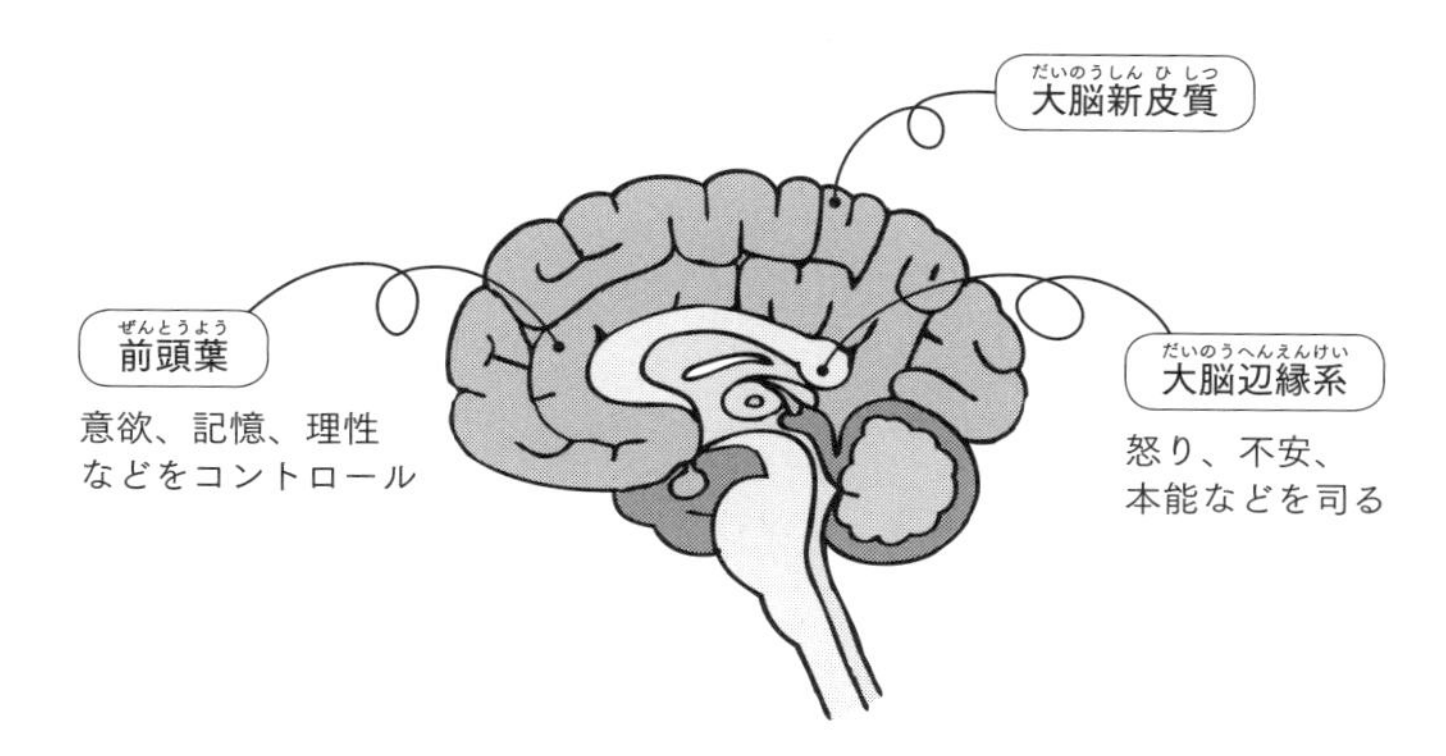

よく「喜怒哀楽」と言われますが、怒りは「嬉しい」「哀しい」「楽しい」と同じ感情の1つです。一般的に、怒りは悪い感情だと思っている方が多いようですが、怒りそのものは決して悪いものではなく、怒りを感じない人もいませんし、怒りそのものをなくすこともできません。怒りは本能として備わっている、誰にでもある自然な感情なのです。

怒りは防衛機能である

また、怒っているときの身体の変化はどうでしょか。心臓がどきどきして脈が速くなり、呼吸が荒くなっているのではないでしょうか。私たちの身体は危険を察知したときに交感神経を刺激して心拍数や血流を上昇させ、外敵に対抗する働きをします。つまり怒りという感情を使って身を守ろうとしているのです。

動物であれば敵に遭ったとき、瞬時に戦うか逃げるかの選択をしなければなりません。身体は瞬時に対応できるように準備をしているのです。人間も同じで、ストレスがかかったときにアドレナリンが分泌され臨戦態勢、または逃避するための反応をします。

私たちは怒りによって何かを伝えようとしています。理不尽な状況を打開したいときや、これ以上、立ち入らないでそっとしておいて欲しいという場合もあるでしょう。また、態度を改めて欲しいなど、人によって伝えたいことはさまざまです。自分が大切にしている何かを守りたいために怒りという感情を使って相手に何かを伝えようとしているのです。

怒りが発生するメカニズム

ではどうやって怒りが生まれるのかについて考えてみましょう。怒りは、急に空から降ってくるものではありません。怒りの感情が発生するメカニズムがあります。私たちは何か出来事があったときにその出来事に意味づけをしますが、その意味づけによって感情が生まれるのです。

よく「瞬間湯沸かし器」という表現を使いますが、アンガーマネジメントでは瞬間的に怒るということはないと考えられています。怒りの感情は、図表3の3つのステップ（①出来事、②意味づけ、③感情）によって発生していると考えられています。

ここで大事なことは、「②意味づけ」のステップです。この意味づけをどうするかで、そのあとの感情に違いが生まれます。例の場合、「私ばかり余計な仕事を頼まれる」と意味づけしていますが、もし、ここで単に「期待されている」と

図表３　怒りが発生するステップ

①出来事
師長から
仕事を
頼まれた
これ
やっといてね
出来事の
意味づけによって、
抱く感情が変わる
②意味づけ
私ばかり余計な
仕事を頼まれる
期待
されている！
③感情
しんどい
イライラ
やる気
達成感

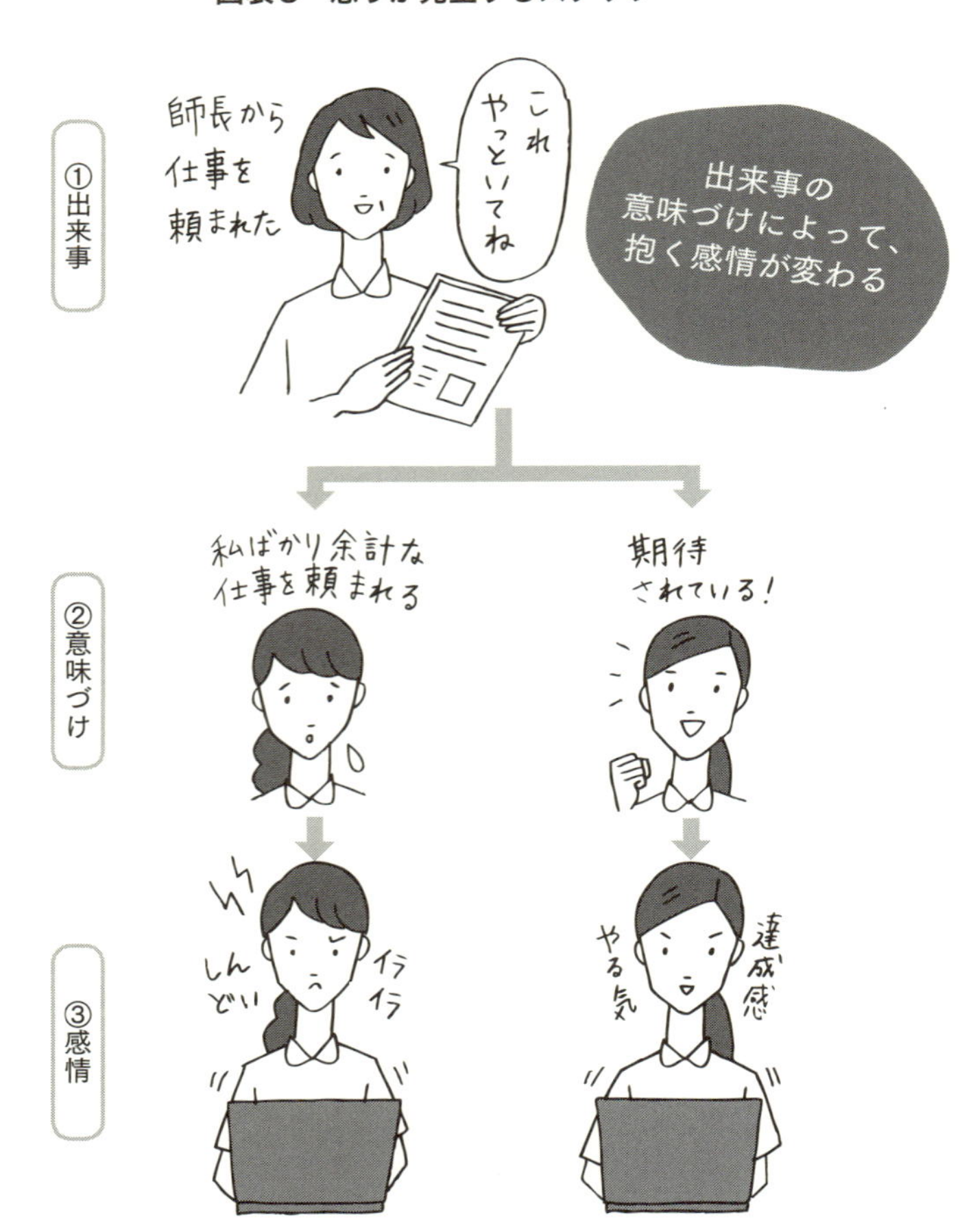

© 一般社団法人日本アンガーマネジメント協会

とらえたら怒りを感じることはなかったかもしれません。

このように私たちは自分の〝眼鏡〟というフィルターを通して物事をとらえがちです。このフィルターが透明であれば出来事をあるがままに受け止めることができますが、ゆがんでいると思い込みやレッテル貼りをしてしまうかもしれません。出来事をどうとらえるか、どう意味づけするかで生まれる感情が違います。怒りは自分が生み出した感情なのです。

また、同じ出来事が起こっても怒りやすいときと、それほど気にならないときがあります。なぜでしょうか。

怒りにも構造（しくみ）がある

怒りは第二次感情と呼ばれています。実は怒りは、単体では発生しないと考えられていて、その発生には、第一次感情が大きく影響しています。

私たちの心には、コップがあるとイメージしてみてください。日々の生活で、その心のコップに「痛い」「苦しい」「悲しい」「寂しい」といったネガティブな第一次感情がたまっていきます。そして、心のコップがいっぱいになると、そこから溢れて怒りとなって表れやすいのです（図表４）。

また、怒りは氷山にもたとえられます。怒りは氷山の一角であり、その下にはたくさんの第一次感情が隠れているのです。

たとえば、ナースコールが鳴って、患者さんのところに行ったときに「本が落ちちゃったから拾って」と言われたとします。そのとき、仕事が落ち着いていて心にゆとりがあれば特にイライラせずに対応できるのではないでしょうか。逆に緊急入院などで忙しい、急変の対応で余裕がないようなときだったらどうでしょうか。イライラしてきつい対応をしてしまいがちではないでしょうか。

このように私たちは同じ出来事が起こっても自分の心（コップ）の状態で怒りやすいときと怒りにくいときがあるのです。

自分が怒ったのはどんな第一次感情だったのでしょうか。忙しい時間にナースコールで

図表4　怒りは第二次感情

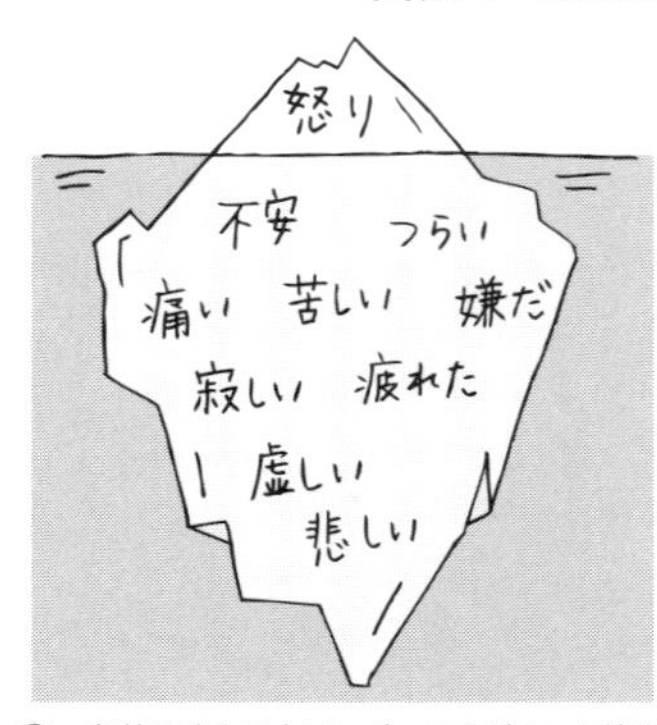

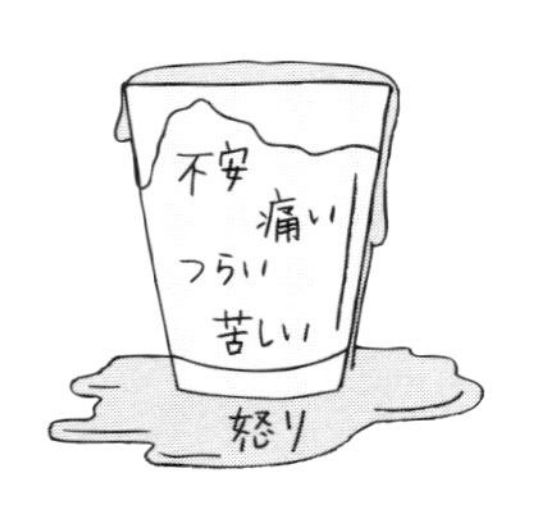

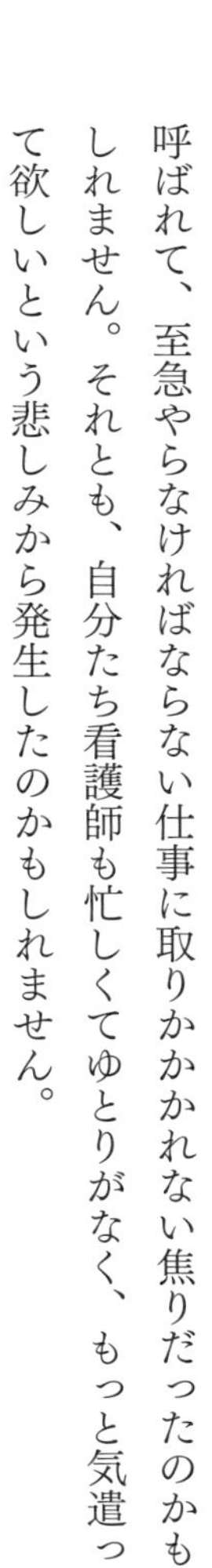

呼ばれて、至急やらなければならない仕事に取りかかれない焦りだったのかもしれません。それとも、自分たち看護師も忙しくてゆとりがなく、もっと気遣って欲しいという悲しみから発生したのかもしれません。

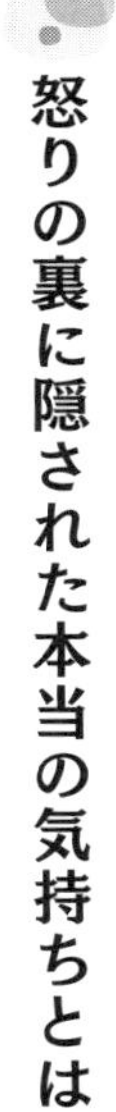

怒りの裏に隠された本当の気持ちとは

では、これが患者さんだったらどうでしょう。看護を必要とする患者さんは健康を害しているわけですから、そもそもストレスがかかりやすいものです。病気やけがによって身体の痛みを訴える患者さんもいるでしょうし、検査や手術などで不安を抱えている人もいます。早く社会復帰しなくてはならないと焦燥感にさいなまれている方もいるでしょう。ここで私が体験した例をご紹介します。

誤嚥性肺炎で入院した患者さんがいました。その方は独身で身寄りがなく、友人と2人で生活をしていました。あるとき、その患者さんのキーパーソンになる友人がスタッフステーションに来て、看護師に強い口調で不満を述べていました。

その内容はどうやら患者さんが風邪をひいて熱があるのは自分が持ってきた肌着を着せていないからだと思っているようでした。そのとき対応していた看護師は、嚥下機能が低下して誤嚥性肺炎を繰り返していることや点滴で治療していること、体温調節も行っていることなどを丁寧に説明していました。これまでも同じようなことがあり、その都度、説明していたのですが、その方は何度説明しても納得されず、大声で「あなたたちのせいだ」と繰り返していました。

そこで私はひと言「心配だったんですね」と声をかけました。その瞬間、険しかった表情がゆるみ、「そうなのよ。もしこのまま彼女が逝ってしまったら私はどうしたらいいのか。身寄りのない者同士、何年も一緒に生きてきたのに……」と、友人にもし先立たれてしまったらという不安を切々と話しはじめました。そして、最後には「私だって本当は看護師さんたちには感謝しているのよ。ありがとう」と言って帰って行きました。

はじめに対応していた看護師はかなり驚いていました。なぜ、あれほど説明しても納得せず、それどころか怒りが強くなる一方だったのに、たったひと言で相手の怒りが収まったのか。そして、最後には感謝の言葉まで述べていったのですから。

表面に見えているのは怒りです。でもその裏に、その人の本当の気持ちが隠れています。私は相手の第一次感情に目を向けて話しかけただけなのです。その結果、相手は気持ちをわかってもらえたと感じ、こちらの話に耳を傾けることができるようになりました。このように怒りを感じている背景には、さまざまな気持ちが隠れています。

心のコップの大きさには個人差がある

アンガーマネジメントは、怒りを上手に伝えることも目指します。そのためにまず自分がなぜ怒ったのか、怒りの裏にある本当の気持ちについて考えてみてください。イライラしてきつい態度になってしまうのなら、「今は時間にゆとりがないので、落ち着いてからでもいいですか」など、自分の正直な気持ちを伝えるほうが良好な関係性が築けるのではないでしょうか。

心のコップにネガティブな感情がたまっていると、怒りとなって表れやすいことはお話しました。この心のコップですが、その大きさには個人差があります（図表5）。容量が大きい人は怒りの感情が簡単に溢れません。

アンガーマネジメントでは、コップを大きくしていく方法とコップのなかにたまったネガ

図表5　心のコップの大きさは人それぞれ

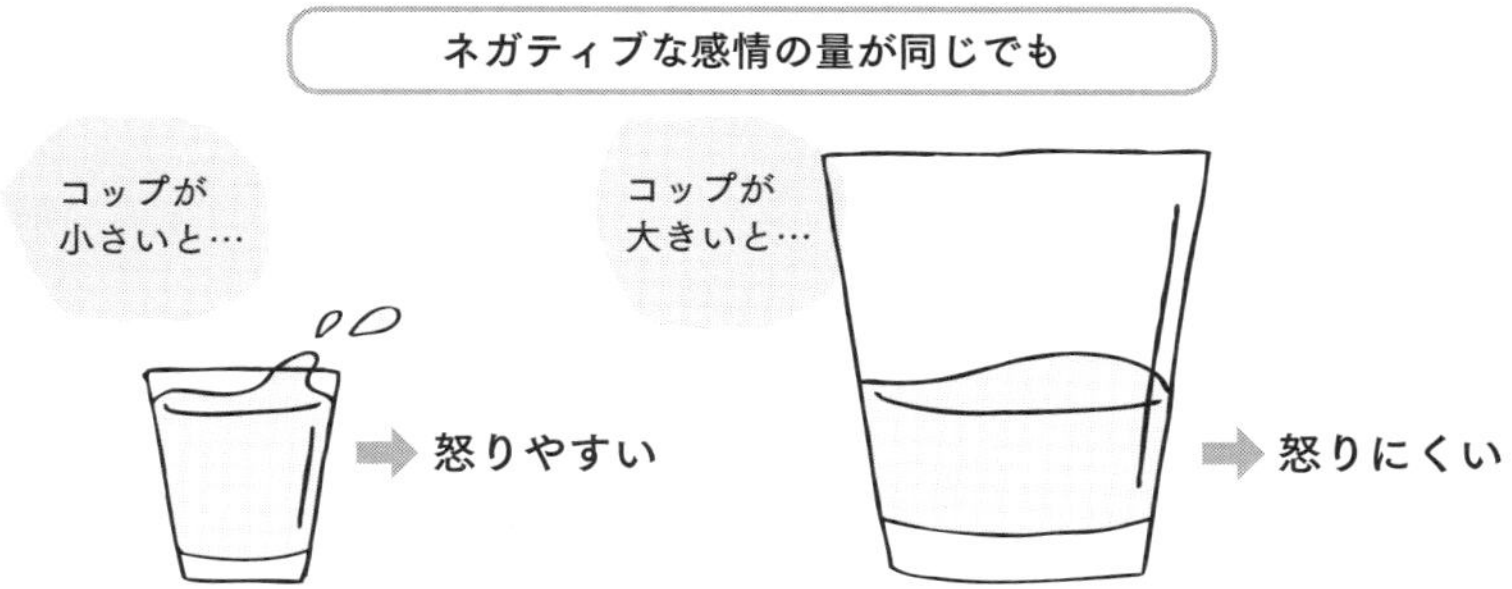

© 一般社団法人日本アンガーマネジメント協会

ティブな第一次感情を減らしていく方法の2つを実践していきます。

たとえば、ネガティブな第一次感情を減らす方法としては、気分転換が有効です。コップがいっぱいになる前に気分転換をして、少しずつでもよいのでネガティブな感情を減らしましょう。また、ネガティブな感情の代わりにポジティブな感情を増やすこともおすすめです。第2章や第3章でその方法を紹介していますので参考にしてみてください。

問題となる4つの怒りとは

アンガーマネジメントでは、基本的に怒ってもよいとしています。ただし、次の4つの傾向がある場合は、社会や人間関係においてトラブルになる可能性があり、怒ったあとに後悔しやすいため気を付けましょう。

❶強度が高い

強度とは怒り方の強さのことです。火がついたように強く怒ってしまい、怒り切らないと気持ちが収まらないタイプです。

怒りをため込みすぎるのも問題ですが、激昂しても問題は解決しません。恐怖によって相手を抑え込もうとしてもよい関係性は保てません。それどころか相手があなたから離れていってしまう可能性が高くなります。

この傾向がある人は、怒っているか怒っていないかの二元論で考えがちですが、そもそも怒りの感情は幅が広く、軽くイラッとする程度から自分では抑えきれないぐらいの怒りまで段階があります。本当にそこまで怒りをあらわにする必要があるのか、考えてみましょう。47ページの「スケールテクニック」を使って怒りを数値化してみるのもよいでしょう。

また、このタイプの人は怒ったあとに後悔することも多いので、語彙力（ボキャブラリー）をつけて怒りを適切に表現できるようになりましょう。

❷頻度が高い

どのくらいの頻度でイライラしているかということです。それほど強く怒りを感じていなくても、しょっちゅうイライラしていることが多いタイプです。

この傾向がある人は、心のコップに第一次感情がたまりやすく、「❶強度が高い」の人と比べると、それほど激しく怒りをあらわにすることはないかもしれませんが、ちょっとしたことでも気になり、イライラします。そのため気分転換になるようなメニューをいくつか知っておくことをおすすめします。爆発する前にコップの中身を減らしていきましょう。ポジティブな感情で心のコップを満たすことも大切です。

❸持続性がある

持続性があるとは、怒りの感情をどのくらいの期間まで保ち続けているかということです。一度怒るといつまでも怒りが収まらない、または思い出し怒りをすることが多いタイプです。

怒りは身体のコリに似ています。はじめは軽いコリでもそのままにしているとほぐしてもほぐしきれない慢性的なコリになってしまいます。怒りの場合はそのまま放置しておくと最終的には恨みに変わるなど、大きな問題になってくることがあります。

私たち看護師は職業柄、患者さんの家族関係について深く知ったり、かかわったりすることがありますが、患者さんのなかにはパートナーや子どもとの関係性がこじれている方がいます。連絡して欲しくないとか、ご臨終された際でも立ち会いたくないという患者家族もいるのではないでしょうか。

怒りというコリは小さなうちに解決することが大切です。修復できなくなる前に対処しましょう。あれこれ考えて怒りをこじらせてしまいがちな方は、事実と思い込みを分けるトレーニングや意識をその場に釘づけにする「グラウンディング」(50ページ参照)というテクニックもおすすめです。

❹攻撃性がある

怒りをどこにぶつけやすいかということです。対象は誰なのか、場合によっては自分に怒りをぶつけてしまうこともあるでしょう。物にあたってしまう、または物を投げつけたり、壊してしまう傾向がある方もいます。

怒りは感情の1つであり、他の感情と同等であることはお話ししましたが、喜怒哀楽のなかで唯一、何でも壊すことができる感情です。

誰かに怒りをぶつけて傷つけ関係性を壊したり、自分自身を責めてメンタル不調になったり、物にあたって壊してしまうなど、後悔しないためには自分の攻撃性がどこに向きやすいかを知っておきましょう。

アンガーマネジメントは怒りの感情をセルフマネジメントするプログラムです。自分自身の傾向を知ることで対処しやすくなりますので、ぜひ自分の傾向をチェックしてみてください。

これらの傾向はどれか1つだけあるということではなく、また常に同じということでもありません。ライフイベントがあったり、ストレスが多い時期や少ない時期など、自分の状態によって変化していきますので、定期的に自分の傾向を見ていくとよいでしょう。

怒りのタイプがわかる「アンガーマネジメント診断」

怒りのパターンは人によって違います。人それぞれに好みがあるように、怒りを感じるポイントも人によって違います。ルール違反やマナーが悪い人に怒りを感じる人もいますし、何事も白黒つけないと嫌だという人もいるでしょう。自分のペースを乱されるとイライラしやすい人もいると思います。

怒りの表現方法も同じで、他人にぶつけてしまう人、自分を責めてしまう人、物に当たってしまう人などさまざまです。

自分の怒りのタイプを知ると、自分の怒りの傾向やパターンが見えるので、より怒りと上手に付き合えるようになります。ここでは自分の怒りのタイプを知るための「アンガーマネジメント診断」を紹介します。

怒りのタイプは大きく分けると6つに分かれます。次ページからの手順に従い、Q1～12の質問に答えて自分の怒りのタイプを調べてみましょう。

アンガーマネジメント診断

診断方法 Q１～12の質問に対して、採点基準に従い１～６点で点数をつけてください。

・採点基準・

すごくそう思う………………６点
そう思う………………………５点
どちらかというとそう思う…４点
どちらかというとそう思わない…３点
そう思わない………………………２点
まったくそう思わない……………１点

・質問項目・

	質問	点数
Q１	世の中には尊重すべき規律があり人はそれに従うべきだ	6・5・4・3・2・1
Q２	物事は納得いくまで突き詰めたい	6・5・4・3・2・1
Q３	自分に自信があるほうだ	6・5・4・3・2・1
Q４	人の気持ちを誤解することがよくある	6・5・4・3・2・1
Q５	なかなか解消できない強いコンプレックスがある	6・5・4・3・2・1
Q６	リーダー的な役割が自分には合っていると思う	6・5・4・3・2・1
Q７	たとえ小さな不正でも見逃されるべきではない	6・5・4・3・2・1
Q８	好き嫌いがはっきりしているほうだ	6・5・4・3・2・1
Q９	自分はもっと評価されていいと思う	6・5・4・3・2・1
Q10	自分で決めたルールを大事にしている	6・5・4・3・2・1
Q11	人の言うことをそのまま素直に聞くのが苦手だ	6・5・4・3・2・1
Q12	言いたいことははっきりと主張すべきだ	6・5・4・3・2・1

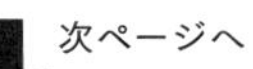
次ページへ

タイプ分類 Q１～12の質問に点数をつけたら、次の計算式に点数を入れて、合計点数を出してください。❶～❻のうち、合計点数の最も高いものが自分の怒りのタイプです。
もし同じ合計点数があった場合は、それらの性質が合わさったものが自分のタイプになります。

・計算式・

Q１＿＿点 ＋ Q７＿＿点 ＝ 合計＿＿＿点…❶

Q２＿＿点 ＋ Q８＿＿点 ＝ 合計＿＿＿点…❷

Q３＿＿点 ＋ Q９＿＿点 ＝ 合計＿＿＿点…❸

Q４＿＿点 ＋ Q10＿＿点 ＝ 合計＿＿＿点…❹

Q５＿＿点 ＋ Q11＿＿点 ＝ 合計＿＿＿点…❺

Q６＿＿点 ＋ Q12＿＿点 ＝ 合計＿＿＿点…❻

❶が最も高かったあなたは
▽
熱血柴犬
タイプ

❷が最も高かったあなたは
▽
白黒パンダ
タイプ

❸が最も高かったあなたは
▽
俺様ライオン
タイプ

❹が最も高かったあなたは
▽
頑固ヒツジ
タイプ

❺が最も高かったあなたは
▽
慎重ウサギ
タイプ

❻が最も高かったあなたは
▽
自由ネコ
タイプ

●診断結果～怒りのタイプ別傾向と対策～●

❶熱血柴犬タイプ【正義感が強い】

自分が正しいと思ったことを信じて突き進むことができるタイプです。そのためマナーを守らない人やルール違反をしている人を見るとイライラします。

医療現場では決められたルールを守り、マニュアルに従わないと重大な事故につながる可能性があるので大切な考え方です。しかし、正しさを追求しすぎると人間関係がギクシャクする可能性もあります。医療・看護において守らなければならないことなのか、柔軟に対応できるものなのか分けて考えてみましょう。

このタイプの方は看護の場面だけではなく、私生活でも同様にマナーが悪い人やルール違反を見逃せない可能性があります。しかし、マナーが悪い人やルール違反をしている人を見つけるたびに正そうとしていてはキリがありません。オフモードのときは正しさを追求しないようにしてみるなど、ある程度の寛容さやゆとりを持つとイライラしないで過ごせるようになるのではないでしょうか。

また、「君子危うきに近寄らず」ということわざがあります。自分で正そうとしてトラブルになるよりもマナーが悪い人のそばから離れたほうが得策と考えてみてはどうでしょうか。

❷白黒パンダタイプ【潔癖な完全主義者】

向上心があり、厳しい状況でもベストを尽くせるタイプです。その一方で好き嫌い、良い悪いなど、白黒をはっきりさせようとする傾向があるので、優柔不断な態度や判断力に欠ける人を相手にするとストレスを感じます。

学ぶことに前向きなので、自分の課題を見つけて自己研鑽できるという部分は、看護師の生涯にわたり学習していく努力義務に適した考え方ですが、白黒はっきりさせたい傾向があるため、中立的な立場が苦手で、意見の合う人とばかり付き合おうとしがちです。

看護は物事をあらゆる角度から見ていくことや他職種との連携が必要です。立場が違う人や価値観の違う人と接する機会も多いものです。たとえ、意見は違っても、違いは違いであって、間違いではありません。価値観の違いを受け入れると視野を広げることにもなりますので、違いをプラスにとらえてみましょう。

❸俺様ライオンタイプ【自他ともに認めるリーダー】

自分を信じて前向きに進む力を持っていて、その存在感に周囲からリーダーとして認められるタイプです。その一方で、他人の評価を必要以上に気にしてしまう傾向があり、評価が低い場合、もっと自分は評価されていいはずと考えて怒りを感じることがあります。

看護はリーダーシップ、メンバーシップの双方が必要なため、みんなを引っ張っていくリーダー的存在がいると頼もしく感じます。しかし、自信過剰、自己中心的になり、威圧的な態度を取ってしまうと周囲から煙たがられチームとしての看護が機能しません。謙虚な姿勢を持つことも大切です。みんなを引っ張っていく力はあるのですから、意見を聞き入れる余裕を持つとさらによいのではないでしょうか。

❹頑固ヒツジタイプ【内に秘めた闘志がある】

柔らかな物腰で温厚そうに見えることが多いのですが、実は強いこだわりを秘めており、一度決めたら誰に何を言われても譲らないという強さを持っています。そのため、自分で決めたルールから外れ気に入らないことを仕方がなく引き受ける場面では、ストレスがかかりイライラしやすい傾向があります。

柔らかな物腰は患者さんが要望を訴えやすい雰囲気をつくり、患者さんに安心感を与えることにつながります。看護師同士でも仕事を頼みやすいため、ありがたい存在です。しかし、一見気弱そうに見えても、譲らない頑固な面もあるので、見た目とのギャップが大きく、人に誤解されることもあります。

看護師として自分なりの看護観を持ち、1つひとつの看護にこだわりがあるのはよいことですが、チームとして働くうえでは、自分と異なる意見も受け入れなければならない場面があります。自分のルールにしがみつかず、適度に緩めるゆとりを持てるとよいでしょう。ストレス発散になる趣味を持つこともおすすめです。

❺慎重ウサギタイプ【石橋を叩いて渡る慎重派】

用心深く慎重に考えて行動することができます。周囲の人との衝突を避け、誰とでも等しく仲良くできる面もありますが、その一方で人に心を開くのが苦手で人間関係にストレスを感じる傾向があります。

常に慎重でじっくり考えて行動するため、安全な環境を提供する看護師には必要な要素だと言えるでしょう。しかし、用心深く、人を簡単に信用しないため、コミュニケーション不足から相手にレッテル貼りをしてしまう傾向があります。また、必要以上に悲観的になりやすいため自己評価が低くなりがちです。思い込みを手放し、「この人は○○」や「どうせ私は」と決めつけずに行動できるようになるとよいでしょう。

❻自由ネコタイプ【好奇心旺盛な表現者】

思ったことを素直に表現でき、統率力に長けているため強いリーダーシップを発揮できるタイプです。しかし、その一方で自分の主張が通らないとストレスを感じてイライラしやすく、周囲から強引な人と敬遠されることもあります。

自分の意見を素直に言えるタイプで、意見が違う人とも議論を交わすことでお互い成長できると考えているため、カンファレンスでも積極的な意見交換が期待できます。発想力豊かなアイデアマンでもあるので、季節の催し物の企画にも向いていると言えるでしょう。

一方、自己主張が強く、主張が通らないとストレスを感じやすいため、高圧的な態度を取ってしまいがちです。状況を見ながら人の意見も聞けるようになったほうがうまく進む場合もあるので、主張が過度になっていないか注意してみるとよいでしょう。

紹介した「アンガーマネジメント診断」は簡易版であり、自分の傾向をより詳しく知りたい方は有料版の診断を受けることが可能です（詳しくは一般社団法人日本アンガーマネジメント協会ホームページをご確認ください）。興味がある方は一度診断してみることをおすすめします。

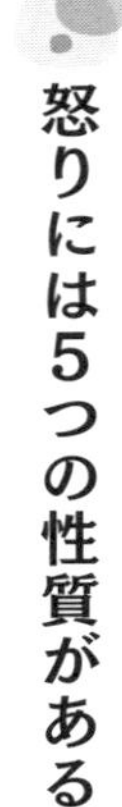

怒りには5つの性質がある

怒りには、次に挙げる5つの性質があります。怒りの性質を知り、うまく対処できるようにしましょう。

❶高いところから低いところへ流れる

怒りは高いところから低いところへ流れていきます。年齢や立場、スキルなど上下関係により流れる方向が決まっていきます。職場であれば上司から部下へ、学校であれば先生から生徒へ、家族であれば親から子へと強いほうから弱いほうへと流れていきます。

医療現場で看護職や受付に苦情がいきやすいのもこのためです。医師や病院そのものに不満があっても診てもらっている立場の患者さんからは医師へ不満を言い出しにくく、身近な立場の看護師や受付に苦情が集まります。

また、医師と看護師であれば医師から看護師へ、看護師同士であれば管理職から部下へ、先輩から後輩へ、そして看護師から患者さんへと（パワーバランスの）弱い立場へ流れていきます。

❷身近な対象ほど強くなる

同じ対応をされても相手によってイライラする場合とイライラしない場合があると思います。それほど親しくない人に言われても気にならないことでも、家族に言われると腹が立つという経験をしたことがありませんか。逆に他人なら言い返さないことでも、家族にはきつく言い返してしまうことがあるでしょう。

私たちは、身近な相手には「これだけ長く付き合っているのだから私のことをわかってくれるはず」という思い込みや、「こうなって欲しい」という期待を持ちやすいのではないでしょうか。看護師は患者さんと長い時間を過ごすことが多い職種です。他人であっても長い時間を過ごし関係性が密になってくると我が出てしまい、きつい態度をとってしまって後悔しているという相談を受けることもあります。

❸矛先を固定できない

機嫌が悪い相手から八つ当たりされたことはないでしょうか。怒りは矛先を固定できないため、怒りを感じた出来事と関係ないことで話しかけてもきつい言い方をされたり、近くにいた相手に横柄な態度を取ってしまうことがあると思います。

❹伝染する

職場内で誰か機嫌が悪い人がいて、職場の空気が重々しい、ピリピリしているなんてことはありませんか。怒りは他の感情よりパワーがあり、情動伝染（感情が他人に伝わること）しやすいのです。病院のなかでも、機嫌の悪い看護師がいると、その様子を見た他職種の方や患者さんは、話しかけにくいと感じているのではないでしょうか。

❺エネルギーになる

怒りはマイナスなイメージを持たれがちですが、よい面もあります。それは自分を奮起させるエネルギーになることです。オリンピックでメダルを逃した選手が「あのときの悔しさをバネに4年間がんばった」という話を聞いたことがあるのではないでしょうか。

怒りの傾向を知るための「アンガーログ」の書き方

あのとき怒りすぎてしまったから次からは失敗しないようにしようと思いながら、また同じことをして後悔した経験をお持ちの方は多いと思います。なぜ、同じような失敗を繰り返してしまうのでしょうか。それは怒りが目に見えない感情であるためとらえにくく、時間が経つと忘れてしまい、マネジメントしにくいからです。そこで怒りを記録して可視化することをおすすめします。

アンガーマネジメントでは、怒りを記録することを「アンガーログ」と言います（図表6）。アンガーログには、❶日時、❷場所、❸出来事、❹どう思ったか、❺怒りの点数（スケールテクニック＝47ページ参照）などを書きます。基本的に書き方は自由なので日記やメモ帳などに書いてもよいですし、スマートフォンなどのメモ機能を使って記入しても構いません。『感情日記』というアプリもありますので、利用してみるのもいいでしょう。

図表6　アンガーログの記録例

❶日時	6月6日12時
❷場所	病室
❸出来事	食前薬を服用する時間になっても病室に戻ってこない患者さんにイライラした
❹どう思ったか	何度も説明しているのに時間を守らないなんてどういうことなの。自分で病気を治そうとしていない気がして腹が立った
❺怒りの点数（スケールテクニック＝47ページ参照）	3点

できるだけ怒りを感じたときに、その都度、書くことをおすすめしますが、看護師は職業柄その場で書くことができないことも多いと思います。その場合は仕事が終わってから書いても構いません。

書くときのコツは一切分析をしないことです。事実をそのまま書くように心がけましょう。書いているときに分析をすると、「あの人は嫌味な言い方をした。この前もそうだった」「今度、嫌味な言い方をしてきたら言い返してやろう」など、思い出し怒りをしたり、怒りが増幅することがあります。そのため、分析をせずに出来事をそのまま書くことが大切です。

過去をさかのぼって考えると怒りが増幅しますし、未来を考えると報復を考えるため問題が大きくなりがちです。分析はゆっくり落ち着いて考えられるときに改めて行います。そのためアンガーログには、あとで分析するときに状況がつかめる程度のメモを残しておくことをおすすめします。

第2章

看護の現場で役立つアンガーマネジメントの実践テクニック

アンガーマネジメントには「対処術」と「体質改善」がある

アンガーマネジメントを身につけるためには、大きく分けて、「対処術」と「体質改善」の2つの方法があります。対処術は怒ってしまったときにどう対処するか、アレルギーでたとえると薬による治療のようなものです。そして、体質改善は怒りにくい考え方を身につける方法で、アレルギーの症状が出にくくなるように長期間かけて体質を改善していくようなものです。

即効性がある対処術と、そもそも怒りにくくなる体質改善の両方を身につけて怒りと上手に付き合っていけるようになりましょう。

アンガーマネジメントの3つの暗号

アンガーマネジメントでは次の3つの暗号を使って怒りと上手に付き合っていくことを目指します（図表7）。

❶衝動のコントロール↓6秒
❷思考のコントロール↓三重丸
❸行動のコントロール↓分かれ道

❶衝動のコントロールは、カッとなって怒りにまかせた行動をとらないようにするにはどうすればよいか、❷思考のコントロールは、怒りを感じたときにどう考えていけばよいか、❸行動のコントロールは、どう行動していけばよいかということです。3つの暗号を実践することで対処術と体質改善の両方を身につけていくことができます。

本章では、「衝動のコントロール」「思考のコントロール」「行動のコントロール」の3つの暗号に加え、「相手に伝わりやすい上手な怒り方」を紹介します。アンガーマネジメントのさまざまなテクニックを看護の現場でどのように実践していけばよいかについて解説していますので、ぜひ参考にしてください。

図表7　アンガーマネジメントの3つの暗号

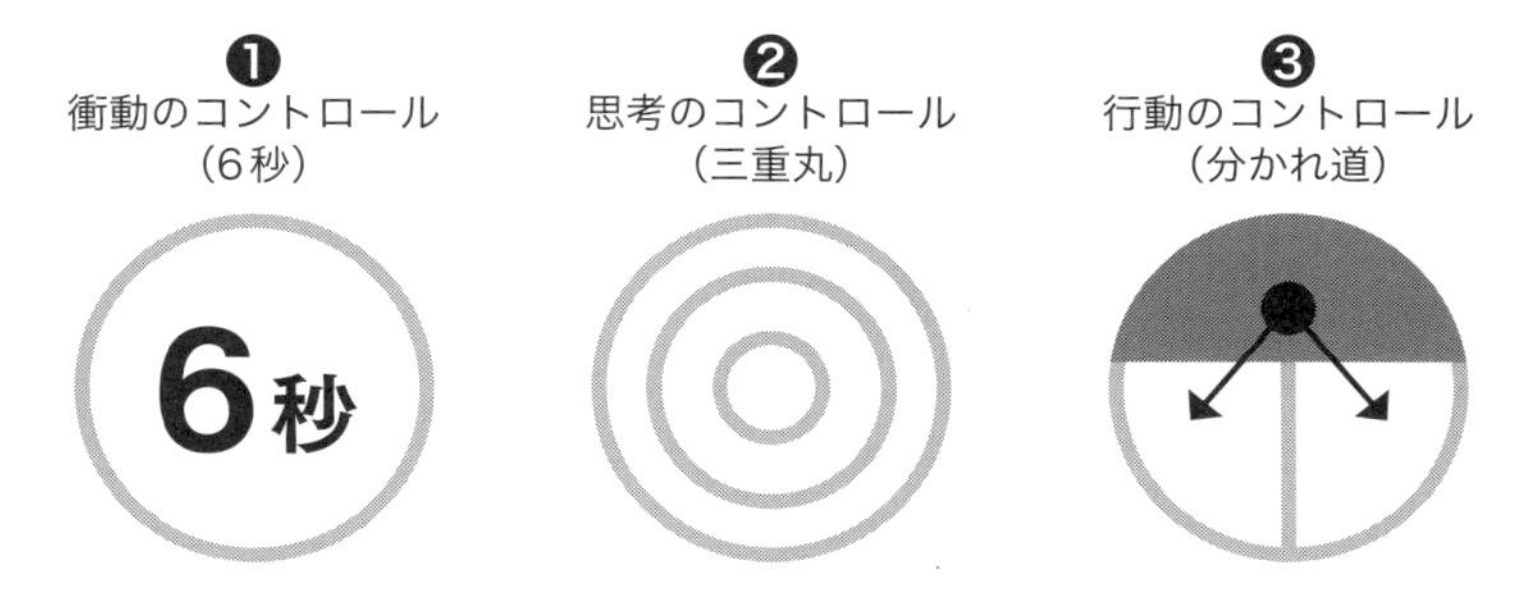

怒りの感情のピークは6秒

諸説ありますが、実はどんなに強い怒りでも、そのピークは6秒と言われています（図表8）。この怒りのピークのときにしてはいけないことが1つだけあります。それは「反射」です。ここで言う反射とは「思わずカッとなって声を荒げてしまった」「ムカついた相手を無視してしまった」など、反射的に怒りまかせの言動や行動をしてしまうことです。

怒りがピークの状態のときは冷静な判断をすることができません。そのため言わなくてもよいひと言を発したり、しなくてもよい態度をしてしまうことが多いのです。感情的に

図表8　怒りのピークは6秒

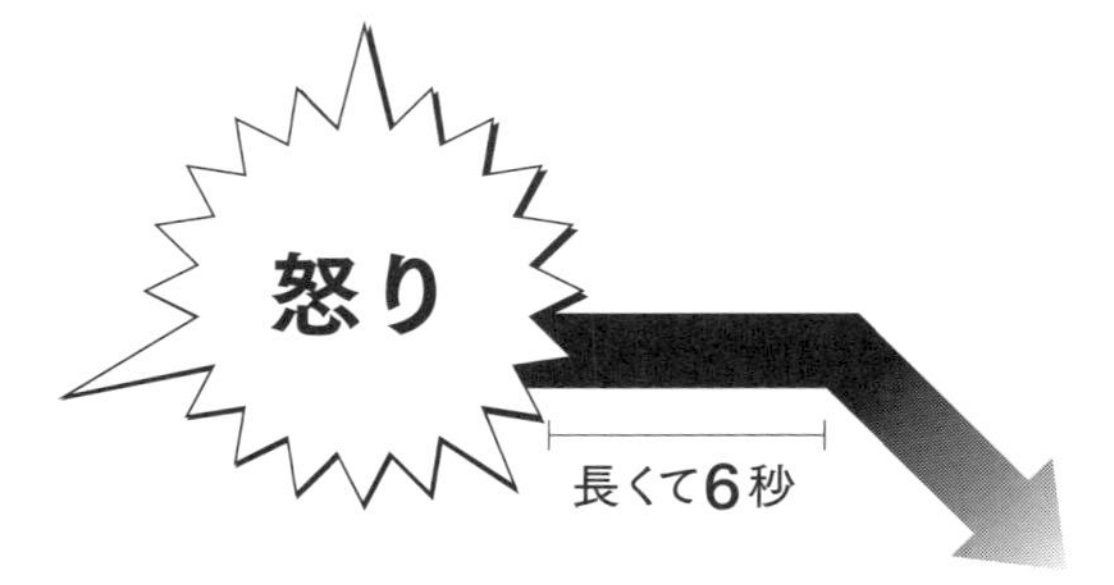

なって後悔しないように、怒りのピークの6秒をやり過ごす方法を学び、建設的な考え方ができるようになりましょう。

6秒をやり過ごす7つのテクニック

では、6秒をやり過ごす方法を紹介します。自分に合ったテクニックを見つけてください。

❶怒りの強さに点数をつける（スケールテクニック）

怒りは幅が広い感情です。軽くイラッとする程度で済むこともあれば、激昂するような怒りもあるでしょう。

私たち看護師は患者さんの全身状態を観察するとき、体温や血圧、脈拍などを測定します。もちろん、他にも観察項目はたくさんありますが、数値化できるものは測定し、全身状態を把握するための指標にしていると思います。そのうえでどのような看護が適切か判断しているのではないでしょうか。

これは日常生活においても同じです。気温やスピードなど、具体的な数値があれば、寒いのか暑いのか、速いのか遅いのかがイメージしやすく、対処しやすくなります。今日は寒くなるので上着を持っていこうとか、スピードが出すぎているから減速しようとか、数値を見て判断・対処していると思います。怒りも同じで数値化できれば対処しやすくなります。

　これから怒りを感じたら、その怒りは自分にとってどのくらいの怒りなのか数値化してみましょう。

　たとえば、穏やかな状態を0点として、人生最大の怒りを10点とします。そして、今自分が感じている怒りに点数をつけます。軽くイラッとするくらいだから1点、もう少し強い怒りで腹が立つから5点など、10段階のうち何点なのか点数をつけます。

　怒りの強さの目安は、図表9を参考に

図表9　怒りの温度（点数）をはかる

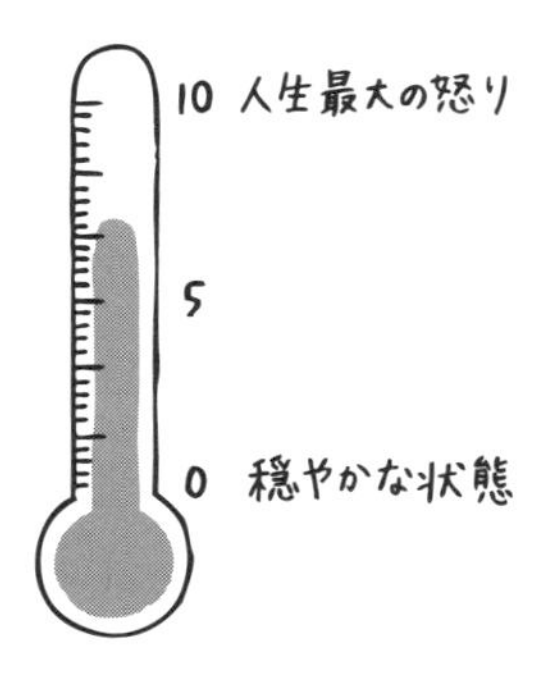

怒りの強さの目安	
10点	「絶対に許せない」と心底腹が立つ、人生最大の怒り
7～9点	憤りを感じるようなかなり強い怒り
4～6点	平静を装っても、モヤモヤした気持ちが残る少し強い怒り
1～3点	「まあいいか」で流せるくらいの軽い怒り
0点	怒りを感じない穏やかな状態

してください。自分にとってどのくらいの怒りかで決めて構いません。

点数をつけている間に6秒やり過ごすこともできますし、自分の怒りの度合いを客観視することもできるため冷静になれる効果があります。かなり頭にくる出来事に思えたことも、点数をつけてみると、実は「そんなに怒ることでもなかったかも」と思うこともあります。

繰り返し点数をつけていくことでどんなときに怒りを感じやすいか、またどのくらいの怒りを感じやすいかなどの傾向が見えてくるようになります。自分の怒りの傾向を知ると、前もって対策を考えておくこともできるようになります。

❷数を数える（カウントバック）

怒りを感じたときに数字を数えて6秒をやり過ごします。イラッとしたときに反射的に言い返してしまうと、言わなくてもいいことや余計なことまで言ってしまいがちです。取り返しのつかない事態になる前に冷静になる時間をつくりましょう。

このとき、単純に1から順番に6まで数えるのではなく、100から7ずつ引いてみたり、英語で数えてみたりと、少し面倒な計算をするとよいでしょう。数を数えている時間に怒りを感じた出来事から意識がそれるため、反射的に言い返すこともなくなっていきます。

❸何かを観察する（グラウンディング）

怒りを感じたときに、「あのときもこうだった」「今度会ったら何て言ってやろうか」など、余計なことを考えてしまい、怒りが持続する場合は何か1つのことに集中するとよいでしょう。

私たちの意識は時間や場所を超えてどこにでも行くことができますが、思い出し怒りを感じるのはこのためです。過去をさかのぼって考えると記憶に定着して怒りが増幅しがちになりますし、未来を考えると報復を考えがちです。

グラウンディングとはグラウンド（地面）が由来となる言葉で、意識を地面に釘付けにすることで、怒りを感じている

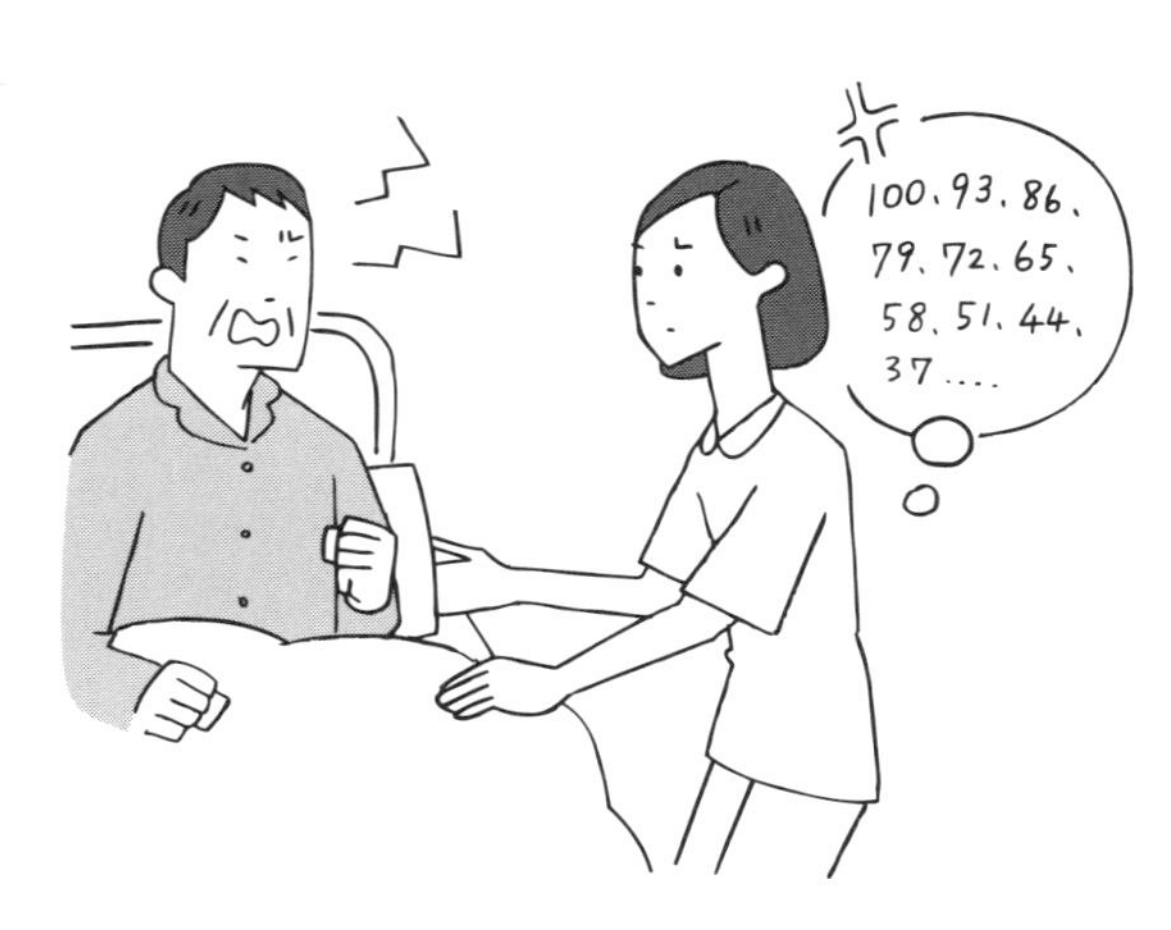

ことから、別なことへ意識を向ける方法です。看護師の場合は、普段身近にあるボールペンやPHS、車椅子など何でも構いません。とにかく何か1つの物をじっと観察してください。色や形、重さ、メーカー、汚れやキズはあるかなど、1つの物を注意深く観察してみてください。そうすることで、その間イライラから離れることができます。

❹いったん離れる（タイムアウト）

怒っているときに、無理に物事を進めようとしてもうまくいかないものです。反射的に言い返さなかったとしても、重い空気が流れていたり、ムッとした表情をしてしまったりしがちではないでしょうか。

そんなときはいったんその場を離れて時

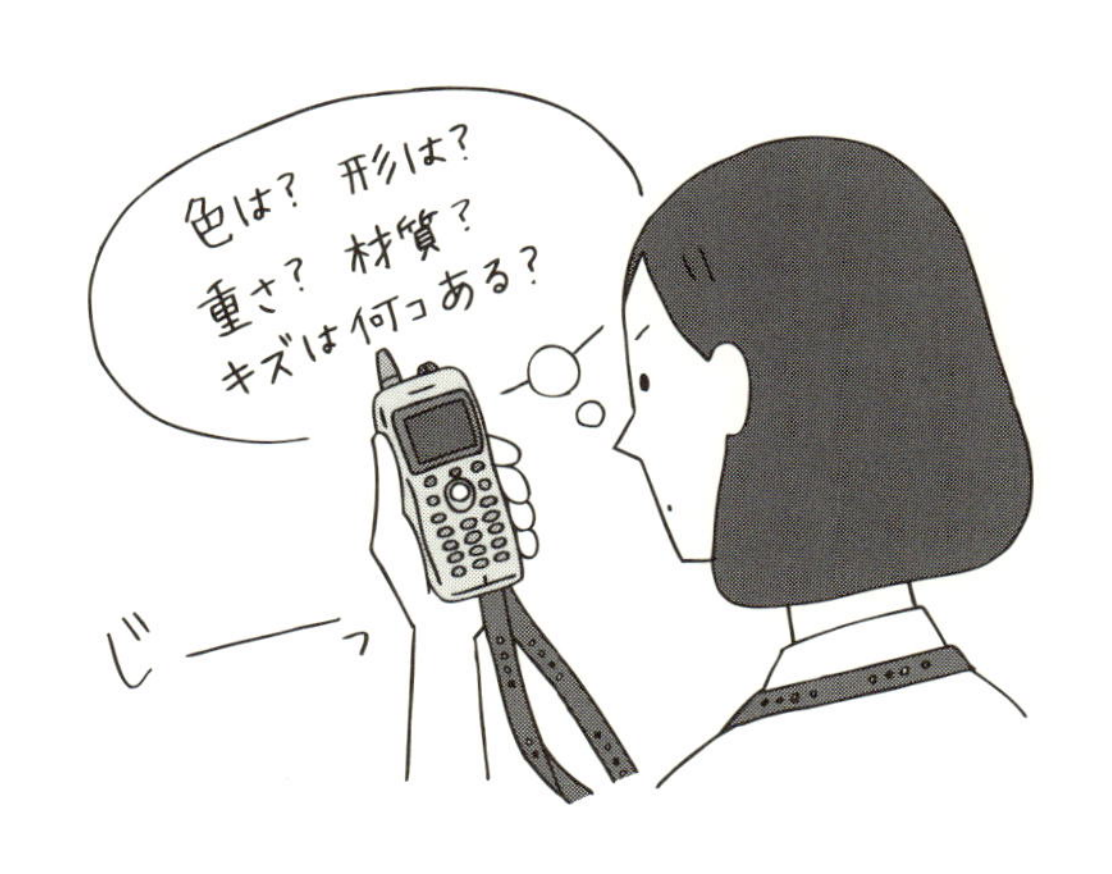

間が経ってから、もう一度対応してみてください。スポーツの世界でも流れが悪いときにタイムアウトを取ることがあります。時間をおいて切り替えることで、その後の流れが変わることがあるからです。怒りを感じた場面でもこの方法は有効です。物事は冷静になった状態で進めたほうがスムーズにいくものです。

タイムアウトにはルールがあります。それは、いったん離れることを相手に伝えることです。その際、必ずあとで戻ってくることも伝えましょう。「他の仕事をしてからもう一度戻ってきます」「今は落ち着いて話ができないので、午後から改めてお話しませんか」などと伝えてからその場を離れます。黙って立ち去ってしまうと、怒ってどこかにいってしまったと誤解される可

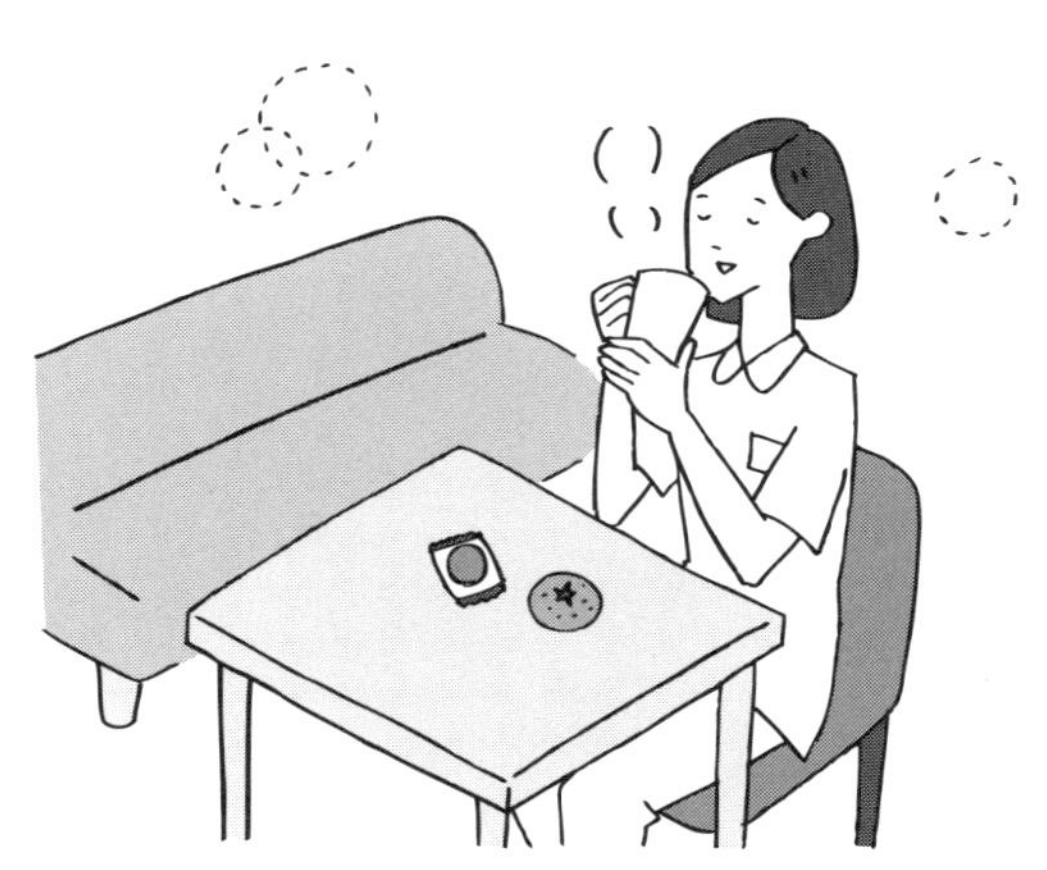

能性があります。

また、離れているときは怒りを感じた出来事について考えないようにします。タイムアウトの目的は怒りから気持ちをそらして落ち着くための時間をつくることです。気分転換になることやリラックスできることを心掛けるようにしてください。

❺思考を停止する（ストップシンキング）

怒りを感じた出来事について、もう考えないようにしようと思っても、あれこれ考えてしまい切り替えることが難しい場合があります。そうなってしまうとどんどん暴走して深みにはまってしまいます。気持ちを切り替えようと思っても難しい場合は、思考を停止させるようにしてみましょう。

方法としては、「ストップ」と心のなか

「ストップ」と唱えてから…

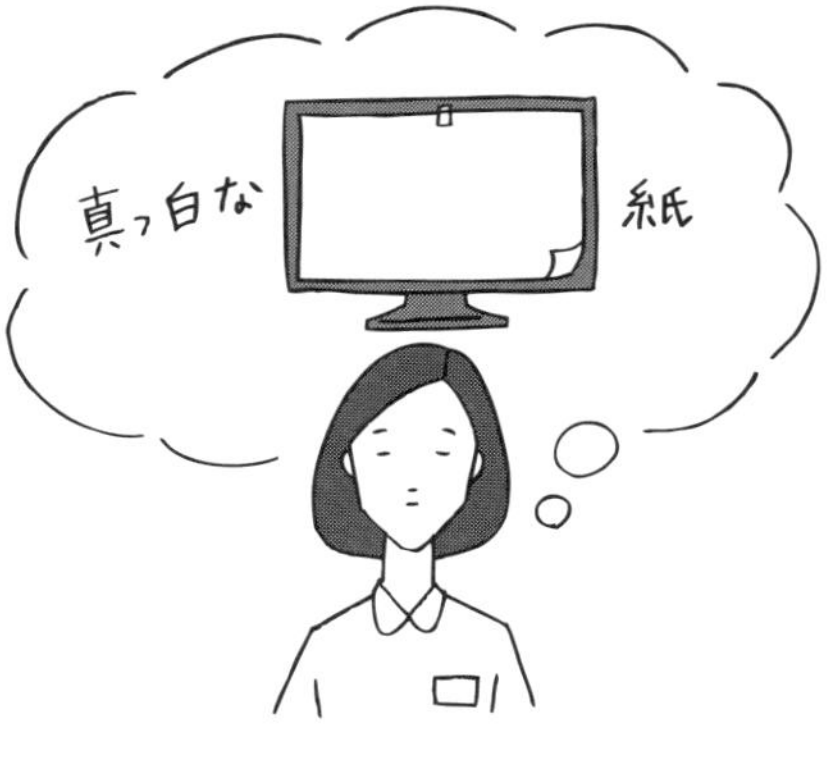

真っ白な紙

で唱えてから頭のなかに真っ白な紙をイメージします。パソコンの画面に白い画用紙を貼った感じをイメージしても構いません。白い紙のような具体的なものをイメージすることで、怒りの対象から意識をそらす効果があります。

❻魔法の呪文（コーピングマントラ）

コーピングとは、「うまく対処する、切り抜ける」、マントラは「呪文、繰り返し言う言葉」という意味があります。私たちは怒りを感じたときに「大丈夫、大丈夫」「そんなこともあるよ」「気にすることないよ」など、他人に声をかけられると不思議と気分が落ち着きます。実は自分自身に声をかけてもこれと同じような効果が得られます。日頃から自分が言われたら落ち着く言

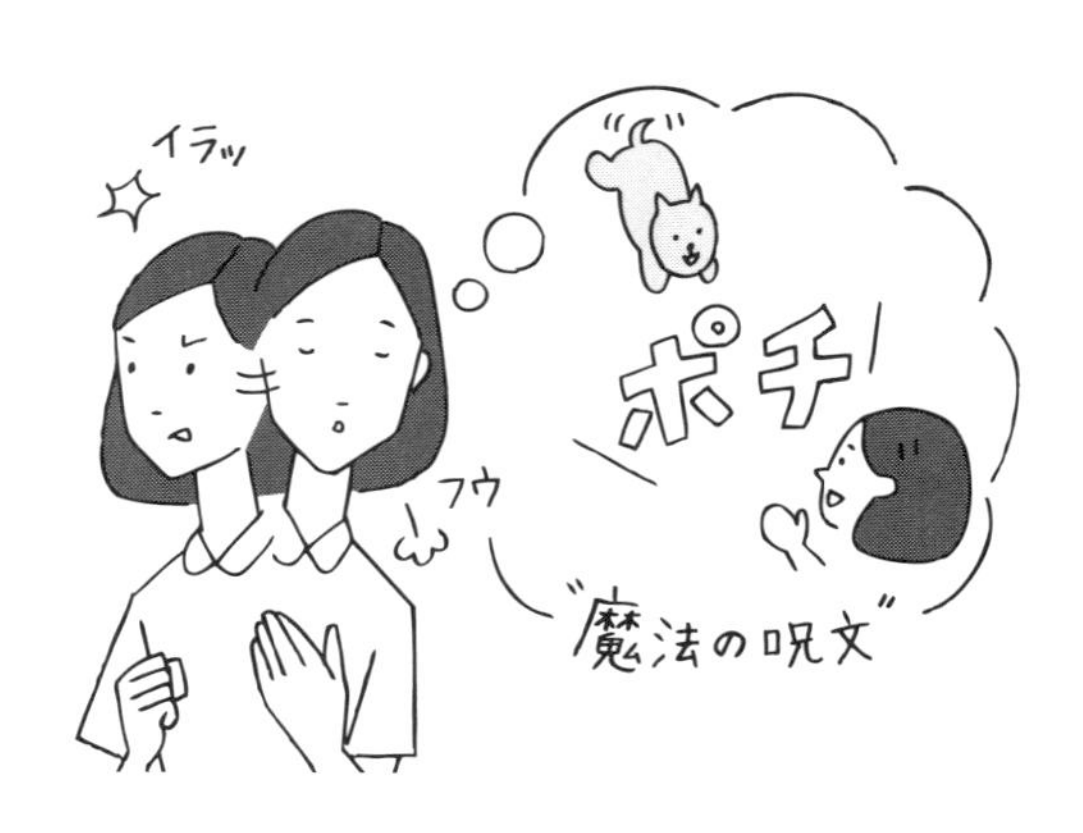

葉を考えておき、イラッとしたとき、カッとなったときなどに落ち着く言葉を自分に投げかけてみましょう。

フレーズは自分が落ち着く言葉なら何でも構いません。ペットを思い出すと癒される方はペットの名前を言うのもおすすめです。

❼元気づける言葉を唱える（ポジティブセルフトーク）

コーピングマントラが気分を落ち着かせる言葉を投げかけるのに対して、ポジティブセルフトークは自分を鼓舞するフレーズを投げかけます。怒りを感じる場面でうまく対処できないと自分を責めてしまうことがありますが、そんなときは元気になれる言葉を自分に投げかけることをおすすめします。

「この経験がきっと自分を成長させる」「自分には受け止める器があると思われてるんだ」など、自分を勇気づける前向きな言葉を事前に考えておきましょう。


紹介した❶～❼はディレイテクニックといって、カッとなったときに怒りまかせの行動をとらないように反応を遅らせるテクニックです。怒りのピークの6秒をやり過ごすことができますので、いろいろ試してみて自分に合った方法をみつけていきましょう。

2 思考のコントロール

怒りの原因は「べき」

繰り返しますが、アンガーマネジメントは怒らなくなることではありません。怒ることと怒らないことを線引きし、後悔しない選択ができるようになることを目指します。

私たちは「誰かに何かをされた」とか、「こんな出来事が起こったから」と、怒る理由が自分の外側にあると考えがちです。しかし、本当は自分自身の内側にある「～べき」「～べきではない」という考え方が関係しています。アンガーマネジメントでは、これを「コアビリーフ」と呼んでいます。

コアビリーフは自分の考え方のもとになっているもので、自分の価値観の辞書のようなものです。私たちはコアビリーフというフィルター（眼鏡）を通して現実を見ています。「べき」はコアビリーフを象徴する言葉なので、自分にどんな「べき」があるかで考えていくとよいでしょう。

第1章で、怒りは3つのステップで発生すると説明しました。私たちは目の前の出来事を自分だけのフィルターを通して見て、自分の価値観で判断し、意味づけをします。自分の理想と現実との間にギャップが起こったときに私たちは怒りを感じるのです。

たとえば、挨拶はすべきと思っているのに、挨拶をしたら返事がなかったとか、決められたことは守るべきと思っているのに、面会時間を守ってもらえなかったなど、自分が思っていたとおりの反応が返ってこなかったときに怒りを感じやすくなります。

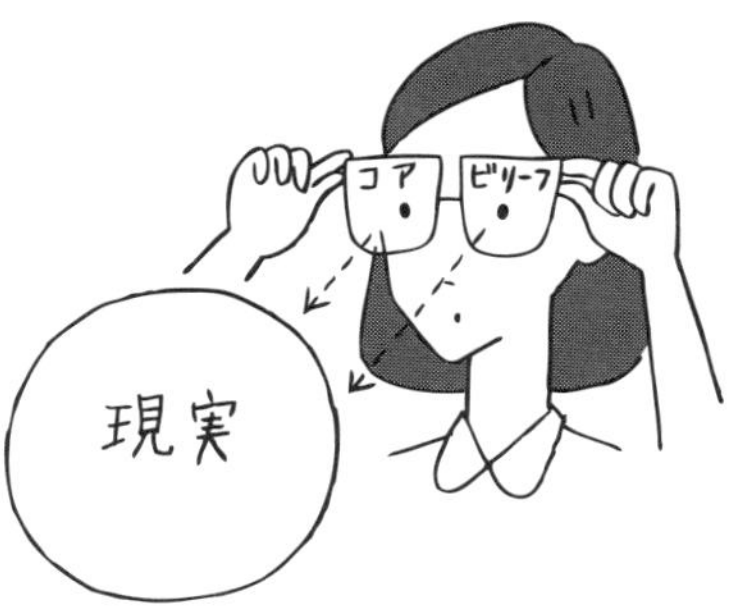

「べき」は人それぞれ違う

さらに、自分が思っている「べき」と相手が思っている「べき」が同じとは限りません。「べき」の程度は人それぞれ違います。そのため、同じ出来事が起こっても怒りを感じる人と、それほど気にしていない人がいます。

また、「べき」は時代によっても変わります。昔は携帯電話やスマートフォンがなかったため、外で連絡がとれなくても普通でしたが、今はほとんどの人が携帯電話やスマートフォンを持っています。そのため、いつでも連絡がとれるようにするべきと思っている人もいます。

他人はどうあれ自分が信じている「べき」はすべて正しいのですが、「べき」にも程度があり、時代によって変わるという特徴があります。

ほとんどの人が時間は守るべきと考えていますが、5分前集合が当然だと思っている人もいれば、ぎりぎりでも間に合えばいいと思っている人もいます。なかには10分くらい遅れても気にならない人もいるでしょう。

5分前に集合するべきと思っている人と10分くらいの遅刻なら許せると思っている人同士が待ち合わせをしたらどうなるでしょうか。当然、価値観の違いから不満を感じるのではないでしょうか。私たちはこの「べき」の程度の違いに対して怒りを感じます。相手がどうしたからではなく、自分のこうある「べき」という考えと目の前の現実とのギャップが怒りを生むのです。

「べき」「べきではない」以外にも、「はず」「普通は」「一般的には」など、自分が常識だと思っていることがコアビリーフとなります。

自分の怒りのクセを知る「べきログ」

怒りは、自分のコアビリーフ（べき）が裏切られたときに発生しやすいことは説明しました。そこで、自分がどんなときに怒りを感じやすいか、怒りの原因となる自分の「べき」を書き出してみましょう。

アンガーマネジメントでは、これを「べきログ」と呼びます。慣れないうちはなかなか思いつかないかもしれませんが、思いついたときに書けば、それで構いません。慣れてきたら、できるだけ具体的に書くと自分がどんなことで怒りを感じやすいか、その傾向が見えてきます。

●べきログの例●

「時間は守るべき」「集合時間の5分前には来るべき」

「挨拶はするべき」「挨拶は相手の目を見てするべき」

「報・連・相はするべき」

「ルールは守るべき」「マニュアルに沿って実践すべき」

怒るのか怒らないのか、「べき」の境界線を考える

「べき」という考え方と上手に付き合えるようになると、アンガーマネジメントは上達しやすくなります。上手に付き合うためには、まず自分の「べき」の境界線がどこにあるのかを知ることが大切です。

図表10は、「べき」の境界線を三重丸で表したものです。「①許せる」「②まあ許せる」「③許せない」の3段階に分けています。中央の丸は自分の価値観と同じですから「①許せる」で、怒りを感じないOKゾーン、一番外側の丸は「③許せない」（NGゾーン）となります。そして、その間にある真ん中の丸は自分とは少し違う価値観ですが、「②まあ許せる」（許容範囲ゾーン）になります。

たとえば、待ち合わせの集合時間において、「時間は守るべき」という価値観で考えてみると、自分の①は集合時間の何分前（後）でしょうか。そして、何分までが②で、何分を過ぎたら③になるのでしょうか。自分なりの「べき」の境界線を見つけていきましょう。

●「べき」の境界線の例●

①許せる＝OKゾーン

図表10 「べき」の境界線

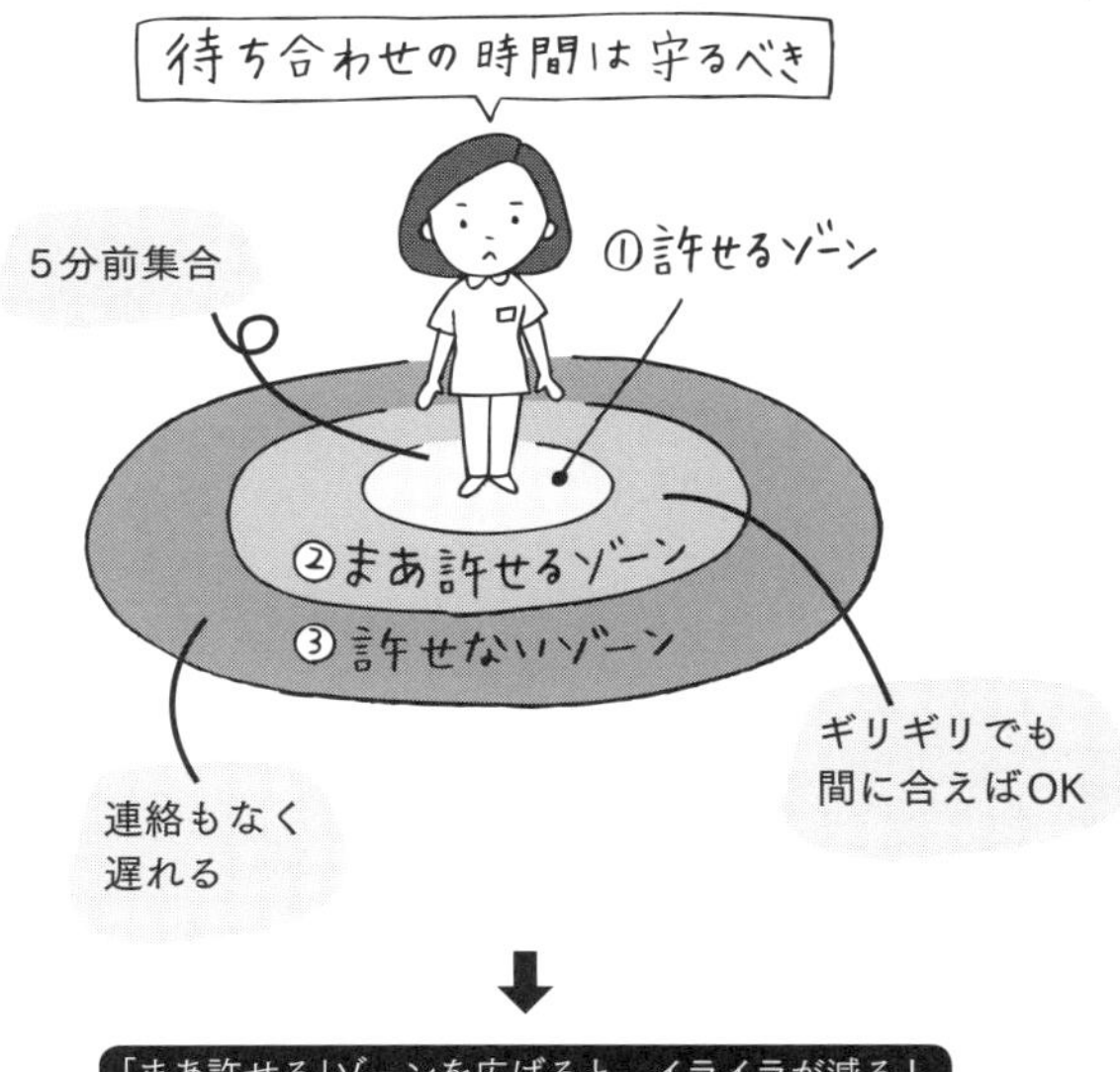

「まあ許せる」ゾーンを広げると、イライラが減る！

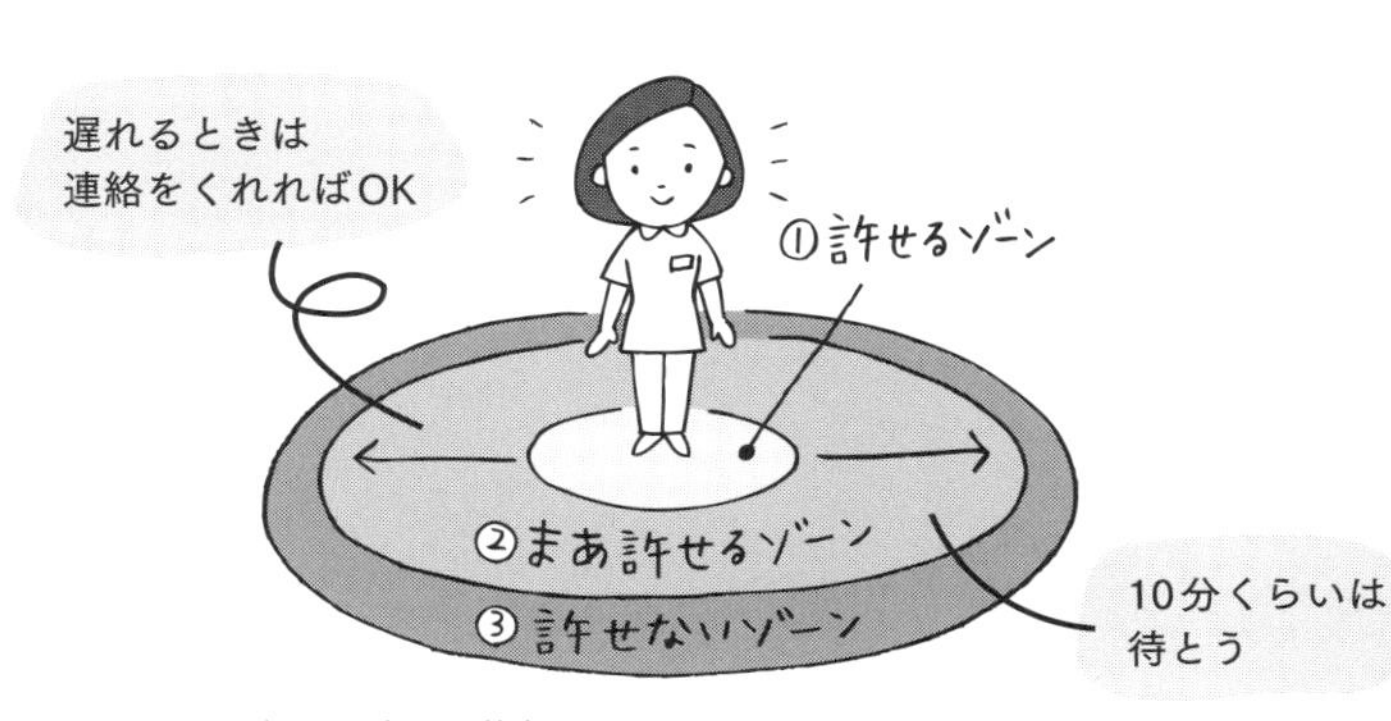

5分前集合

②まあ許せる＝許容範囲ゾーン

ギリギリでも間に合えばＯＫ

③許せない＝ＮＧゾーン

連絡もなく遅れる

私たちが怒る必要のあるのは、③のゾーンに入ったものだけです。それ以外は怒らなくてもいいことです。怒って後悔するのであれば怒らなくていいことなので、②のゾーンになります。逆に、怒らなくて後悔するのであれば③のゾーンに入ります。②と③の境界線上にあるのは「後悔」や「罪悪感」です。自分にとって怒る必要があることなのか、怒る必要がないことなのか、「べき」の境界線で線引きをしてみてください。

「まあ許せる」ゾーンを広げよう

三重丸で自分の「べき」の境界線が見えるようになったら、「②まあ許せる」の範囲を広げる努力をしてみましょう。②の範囲にある出来事は自分にとって重要度が低く、怒る必要のないことです。また、②の範囲を広げることは価値観の違いを受け入れることでもあり、心のコップを大きくすることにもつながります。

ただし、際限なく広げる必要はありません。大切なのは、「せめて」「最低限」「少なくとも」という感じで、譲歩できる範囲の最大値を考えることです。

待ち合わせの例では、「遅れるときは連絡があれば許せる」という考え方です。自分の価値観をしっかり持つことは大切ですが、あまり厳格になりすぎると返って窮屈です。また、自分が常識だと思っている価値観はすべての人と一緒とは限りません。価値観に幅を持たせて、ゆとりや柔軟性があるほうがよいですね。

「べき」の境界線を安定させよう

「まあ許せる」の範囲を広げたあとは、その境界線を安定させる努力をしてみましょう。多くの人はこの境界線が機嫌によって変わります。そのため、怒られた相手はあなたが「機嫌が悪いから怒っている」と思ってしまいます。同じ対応をしたのに怒るときと怒らないときがあると、相手には怒っている理由が明確に伝わらないのです。

怒るということは、相手に改めて欲しいことがあるということです。アンガーマネジメントでは「怒ること＝リクエスト」ととらえています。「遅刻しそうなときは連絡して欲しい」ことを伝えたいのに、怒るときと怒らないときがあると、相手にその重要性が伝わりません。また、相手によって怒るときと怒らないときがある場合も、人を見て怒っていると思われ、本来の目的である自分が伝えたいことが伝わりにくくなるのです。

怒ると決めたことは、「いつでも」「誰に対しても」怒ることが大切です。これが境界線を安定させるということです。境界線が安定すると、相手に重要性が伝わりやすくなります。

自分の「べき」の境界線を周囲に知ってもらう

日本人の感覚として察して欲しい、察するべきという考えがあり、自分の意見や思いを言わない傾向にあります。しかし、果たしてそれで本当に意図は伝わっているのでしょうか。

人にはそれぞれコアビリーフがあり、その程度も違うという話をしました。そのため、看護師同士であっても他の看護師のコアビリーフまでは正確に把握できていません。普段から自分の「べき」の境界線を明確にし、「遅れるときは事前に連絡をくれないと怒る」ということを伝えておくようにしましょう。

部署内など、一緒に働くメンバー同士で「べき」の境界線を見せておくと、お互いの価値観の違いがわかり、理解を深めることにつながります。また、職場内のルールとして、「べき」をすり合わせておくと、共通認識を持って業務にとりかかることもできます。たとえば、「会議の5分前には集合する」「業務の進捗状況は週1回リーダーに報告する」など、具体的な取り決めをしておくとよいでしょう。看護師は、「報・連・相」をするという「べき」を持っている人が多いのですが、新人やベテランなど経験値によって、その重要度は違います。具体的な指標をあらかじめ提示しておくことで、価値観の違いからくる衝突がなくなり、イライラが格段に減っていきます。

事実と思い込みを分ける

私たちは物事をとらえるとき、事実と思い込みを混ぜて考えがちです。そのため、実際にはそんなに問題ではないことまで問題としてとらえ、余計にイライラを募らせていきます。例文をもとに考えてみます。

例文①　「自分は覚えが悪くて仕事が遅いから、看護師として失格だ」

事実は「仕事が遅い」ということで、思い込みは「覚えが悪い」「看護師として失格」ということになります。

例文②　「糖尿病の治療をしている患者さんに食事療法の必要性を何度も説明しているのに、しょっちゅう間食をする。真面目に治療する気がない」

事実は「食事療法の必要性を説明しているのに、間食をしてしまう」で、思い込みは「真面目に治療する気がない」となります。もっと言えば「何度も」は何回くらいでしょうか。また「しょっちゅう」とはどのくらいの頻度でしょうか。

このように、思い込みによって余計な怒りを付け加えていることがあります。普段から事実と思い込みを分けて考えるように意識しましょう。それだけでも怒る必要がなかったことがあるかもしれませんね。

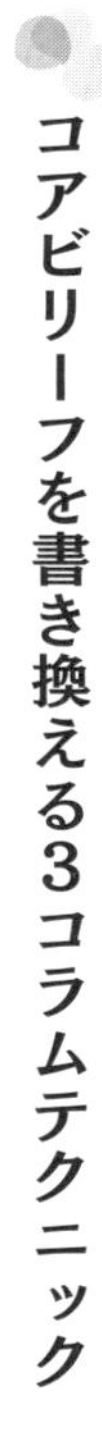

コアビリーフを書き換える3コラムテクニック

「アンガーログ」や「べきログ」を書くと、自分の怒りの傾向やパターンが見えるようになります。そこで、自分の怒りの境界線を広げる方法として「3コラムテクニック」を紹介します。3コラムテクニックは、次のように3段階で進めます。

❶怒りを感じた出来事を書く
❷怒りのもとになったコアビリーフ（べき）を挙げる
❸コアビリーフ（べき）を書き換える（リフレーム）

長期的にみて、自分にとっても相手にとってもプラスとなる考え方をすることがコツです。コアビリーフ（べき）を書き換えるとはリフレームすることですが、リフレームとはその言葉のとおり、自分のフレームを外すということです。

世の中には、自分ではどうすることもできないことがあります。たとえば、誰とでも仲良くしたいと思っていても、実際には世の中すべての人と仲良くすることは不可能です。何でも完璧にこなす人でも、ときには失敗することもあります。自分の理想として持っているコアビリーフ（べき）が自分を苦しめることになるなら、そのコアビリーフ（べき）は書き換えられたほうが楽に生きられるのです。

図表11　3コラムテクニックの例

❶怒りを感じた出来事を書く	入院患者の家族が面会に来た。小さい子どもも来ていて、大声を出したり走り回っている姿を見て、「うちは感染のリスクを考えて、小さい子どもの面会は遠慮するように入院の案内に書いてあるのに見てないの？」「常識でしょ！」と怒りが込み上げてきた。
❷怒りのもとになったコアビリーフ(べき)を挙げる	・病室では静かにすべき ・子どもは面会に連れてくるべきではない ・他の患者さんの迷惑も考えるべき ・病院のルールは守るべき ・面会の規定は知っているはず
❸コアビリーフ(べき)を書き換える(リフレーム)	・孫に会えば、元気になると思って連れてきているのかもしれない ・面会用のロビーが空いていなかっただけかもしれない ・子どもや老人は抵抗力が低いので接触を避けたほうがいいことを知らないのだろう ・入院案内書の説明がわかりにくかったかもしれない

では、具体的な事例を図表11に示します。コアビリーフ（べき）に縛られずに手離すというイメージです。

このように違った視点で考えられるようになると、怒りの度合いも変わってくるのではないでしょうか。このとき、リフレームする前とリフレームしたあとの怒りの点数（スケールテクニック＝47ページ参照）も比べてみると、より効果を感じると思います。

3 行動のコントロール

問題を整理して積極的に取り組むか手放すかを考える

私たち看護師は、日常業務において同僚や後輩に指導・注意する場面が多いと思います。また、治療や安全上の問題からお客様である患者さんに対しても注意・指導する場面が多いと思います。

人の生死にかかわる仕事をしているわけですから、些細なことでも注意しなければならないと思うことも少なくないでしょう。しかし、残念ながら、すべての問題を解決できるわけではありません。解決できない問題にとらわれてストレスを抱えるより、解決できる問題を明確にして対策を考えたほうが建設的です。

2つの軸（分かれ道）で怒りを整理する

ここでは自分の怒りを客観的にみて、その対応策を考える方法として「分かれ道」を紹介します。分かれ道では怒りを感じる出来事について、その問題の重要度や自分で変えられるかどうか（コントロール可能／不可能）を基準に、2つの軸に分けて考えます（図表12）。

「重要かどうか」「変えられるかどうか」に正解、不正解はありません。自分がどう思ったかで考えて構いません。それぞれについて解説します。

❶重要で、変えられる

このケースの場合は、今すぐ変えるように努力します。いつまでに、どうやって、どの程度変えていくのか、具体策を考えましょう。私たちは普段、問題を問題のままにしておくことがあります。そのため気がかりなことがたくさんあり、余計なストレスを生みやすいのです。重要であり、自分で変え

図表12　2つの軸で怒りを整理する

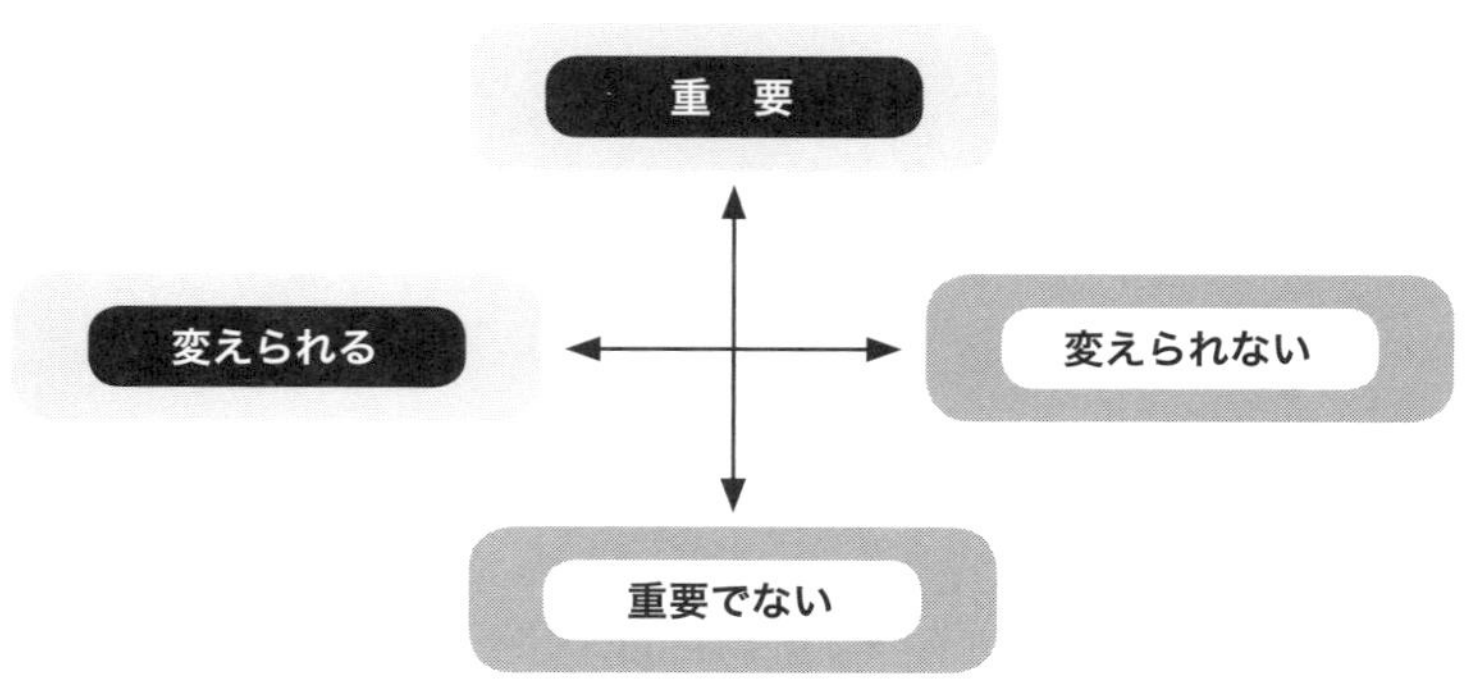

られることであれば、その具体策を行動レベルまで考えて実践しましょう。たとえば、「新人が夜勤業務に必要な看護技術が習得できていない」ことが問題であれば、どの看護技術が習得できていないのかチェック表を作成して洗い出し、指導します。デモ機などトレーニングに使用できる器械があれば、管理部門に使用許可をもらい、練習の場を設けるなどして問題の解決を図ります。

❷重要ではないが、変えられる

重要度が低いため、すぐに取りかからなくても、それほど問題にはなりません。そのため時間があるとき、余裕があるときに、その状況がどうなったら気が済むのかを決めて取り組むとよいでしょう。

たとえば、個人のロッカーに保管している資料の整理などは、休日や時間にゆとりがあるときに行えばいいだけで、それほど気に留めなくても問題ないですね。

❸重要だが、変えられない

変えられない事実を受け入れる努力をしましょう。重要であるだけに受け入れることは厳しいかもしれませんが、世の中には自分の力だけではどうにもならないことがあるのも事実です。

たとえば、診療報酬制度そのものを現場レベルで変えることはできません。どうにもならないことを考え続けるのは返ってストレスになります。事実をそのまま受け入れ、自身でできる範囲の工夫をしましょう。

❹重要でなく、変えられない

放っておく、手放す努力をしましょう。はじめは気になるかもしれませんが、アンガーマネジメントを続けていくと、そのうち気にならなくなります。自分では変えられないものの、重要でもないので、それほど問題にはなりません。

どこに分類しても構いませんが、基本的に過去や他人は変えられません。職場の規定なども個人レベルで変えるのは難しいこともあります。それでも自分にとって重要で、変えられると思えば、❶に分類して構いません。その場合は具体的にどうするかを考え、実行すればよいのです。自分にとって重要か、重要でないか、変えられるか、変えられないかを自分なりの基準で分けることが大切です。

「衝動」「思考」「行動」のコントロールのテクニックは、これですべてではありません。第3章で他のテクニックを紹介しているので、それらも参考に自分に合った方法を見つけてください。

4 相手に伝わりやすい上手な怒り方

喜怒哀楽の感情を上手に選択する

多くの人は怒りに対してネガティブなイメージを持ちやすいのですが、怒りは自然な感情であり、怒ること自体は悪いことではありません。ただ、怒り方がよくないと伝えたいことが伝わらないばかりか、相手との関係性がギクシャクしたり、トラブルになってしまうことがあります。

そこで、本節では上手に怒りを表現するための方法を学びます。アンガーマネジメントでは、怒りを上手に表現できるようになることも目指しています。

普段、私たちは相手に何かを伝えるとき、さまざまな感情を使って伝えています。たとえば、子どもの頃、部屋をおもちゃで散らかしているときに、「何度言ったらわかるの」「いつになったら片づけるの」と注意されたことはありませんか。このような言われ方をされると、怒られるからしぶしぶ片づけますが、気持ちがよいものではありません。

喜怒哀楽の感情のうち、どの感情を使って相手に伝えるかは自由ですが、せっかく伝えるならば、お互い気持ちがよい伝え方をしたほうが生産性も上がるはずです。

普段の仕事でも同様です。怒られるから従うのは、怒られないようにしているだけで、積極的に自ら考えて行動する気持ちにはなりにくいものです。これは「恐怖の動機づけ」であり、自発的な行動につながる「内発的な動機づけ」とはかけ離れています。

では、怒り以外の感情を使って伝えるとどうでしょう。たとえば、悲しいという感情を使い、「部屋が散らかっていると、おもちゃが悲しがるよ」「お母さんは悲しい」と伝えます。また、嬉しいという感情を使って、「部屋をきれいにしてくれるとお母さんは嬉しいな」「きれいになると気持ちもよくなるね」と伝えます。「片づけをして欲しい」ということだけでも、受け手は伝え方によって違った印象を持ちます。

「怒る」「叱る」「注意する」は相手へのリクエスト

私たちは、自分の「べき」が裏切られたときに怒りを感じます。そして、その怒りの裏には、「本当はこうして欲しかった」という思いがあります。つまり、「怒る」ことの第一目的は、相手にリクエストを伝えることです。

怒るときに感情的になってしまうと、嫌な言い方をされたこと、怒鳴られたことが印象に残ってしまい、本来の目的である相手へのリクエストが伝わりにくくなります。そのため、相手に伝えるときは、「何をどうして欲しいのか」というリクエストを明確にして、伝わりやすい表現を心がけるとよいでしょう。また、自分の気持ちを伝えたいときは、感情をありのままにぶつけずに、どう感じたかを正直に伝えるようにしてください。

アンガーマネジメントでは、「怒る」と、「叱る」「注意する」を区別していません。そのため、「怒る」「叱る」「注意する」は同じ意味でとらえてください。

自分のリクエストを明確にする

私たちは怒ったとき、その裏にある自分の本当の気持ちに気づいていないことがあります。悲しくて怒っているのか、何か改めて欲しいことがあって怒っているのか、怒るときは怒りの感情の裏にある自分のリクエストを明確にします。

では、具体的にどうすればよいのか。「新人スタッフが自分で使った物品を片づけない」という例で考えてみます。悪い例は次にようになります。

「どうして片づけないの。何度言ったらわかるの？　ちゃんと片づけてよ」

これでは、責められていると感じるだけで、いつ・何を・どうすればよいのかが伝わりません。

この場合のリクエストは「使用した物品はその都度片づけて欲しい」ということです。そのため、趣旨を明確にして、次のように伝えます。

「使用した物品は、処置やケアが終わったらすぐに片づけてください。緊急時にいつでも対応できるようにするために整理整頓は重要な仕事です」

「医療物品のなかには鋭利なものもありますので、放置しておくと他のスタッフが怪我をする場合があります。使用後はその場で片づけまでする習慣をつけてください」

人間関係は「解決思考」で考える

私たち看護師は何か問題が起こったときに、二度と同じような問題を起こさないようにインシデントレポートで事例を分析し、類似するインシデントの再発や医療事故の発生を未然に防ぐ取り組みをしていると思います。また、看護過程を展開するうえでも、問題のあるプロセスを明確にして、その部分を解決する方法を考えていくことが習慣になっていると思います。このような考え方を「問題解決思考」と言います。

問題解決思考は、看護の分野では重要な考え方ですが、人間関係においては何が問題なのか、誰が問題なのかを明確にしようとするあまり、犯人探しのようになることがあります。そのため、「解決思考」で考えることをおすすめします。

解決思考とは、何が原因でこうなったのかを重視するのではなく、どうすれば問題が解決できるのかを重視します。つまり、過去ではなく、未来に目を向けた考え方です。

たとえば、転職間もない看護師で、内服の管理方法が理解できていない方がいる場合、前の職場の管理方法がどうであったかを調べるより、今の職場の管理方法でどの部分がわかっていないかを明確にします。マニュアルで確認したり、実践をシャドーイングしてもらうなど、「どうしてできないか」ではなく、「どうしたらできるようになるか」という視点に立ち、解決策を探ります。

怒りを表現するときのNGワード

相手を怒るとき、使わないほうがよい「NGワード」があります。次に挙げる

❶〜❹には注意が必要です。

❶過去を遡る、過去を引っ張り出して責める言葉

・前から言おうと思ってたけど
・何度も言ってるけど
・これで何度目なの
・あのときもそうだったよね

これらは、いかに自分の言っていることが正しいかについて、過去の事例を引っ張り出して相手を納得させようとしている言葉です。怒っているほうは過去の出来事と目の前の出来事がつながっていますが、怒られている相手はその話の共通点が見えません。

「はあ、なんで今そんなこと言うの?」「いつの話をしているの? 今は関係ないんじゃない?」と逆に反論したくなります。怒りを感じたときはその場で伝えるようにしましょう。もし、そのときに怒れない場合は、次に同じことが起きたときに伝えるようにしましょう。

❷責める言葉

・なんで
・どうしてやらないの
・わかってるの

看護師は問題解決思考で考える傾向があるので原因を追究しがちです。しかし、原因を追究しようとすると犯人探しや詰問になりかねません。間違いやできなかったことを責めても事態はよくならないどころか、指摘された相手は自分が責められていると感じて、逃げ道を探すことに意識が向きます。人間関係においては解決思考で考えたほうがスムーズにいく傾向があります。どうすればよくなるか、未来に目を向ける意識を持ちましょう。

❸強い表現を使う

・いつも、絶対、必ず
・毎回、間違いなく

何度も同じことが起こると、「また〜、いつもそうだ」と思いがちですが、本当にいつもそうだとは限りません。このような決めつけた言動は相手にレッテルを貼る行為ともなりますので、避けるようにしましょう。言われた相手も「できているときもあるのに、どうせきちんとやったって認めてくれないでしょ」と否定的にとらえる可能性があります。「自分だってできてないときがあるでしょ」と反抗心が生まれて、こちらの言うことが耳に入らない状態になることもありますので、大げさな表現は控えましょう。

前に注意したことと同じ問題が起こった場合は、「同じミスが2回続いているね。どうしたら同じミスがなくなるか考えましょう」などの表現に変えてみるとよいと思います。

❹程度言葉

- しっかり、ちゃんと、きちんと
- 当たり前、普通は、常識的に

普段、使いがちな言葉ですが、人の価値観はそれぞれです。同じ価値観であっても、程度が違っている場合もあります。住んでいる地域や育った環境が変われば常識も違ったりします。「ちゃんとやって」と言っても、程度が違うため、言われたほうは「ちゃんとやってるし」となります。曖昧な表現をされると伝わりにくいので、いつまでに、どのくらいなど、具体的に伝えるようにしましょう。日時のように数値化できるものは、「18時までに提出してください」などと具体的な数字で表すとよいでしょう。

怒るときのルールを決める

同じ出来事が起こっても、日によって、相手によって怒るときと怒らないときがあると、怒られているほうは怒られる基準がわからなくなります。機嫌で怒っていると思われ、信頼をなくす可能性もありますし、相手に対するリクエストが通りにくくなります。一貫性のある態度で接して信頼を得ると伝わりやすくなるので、どういうときに怒るのか、怒るルールを明確にしましょう。

怒りを上手に表現するためのテクニック

怒りを上手に表現しようと思っても、慣れないうちはなかなか難しいものです。そこで表現を上達させるためのテクニックを紹介します。

❶私を主語にして「Iメッセージ」で伝える

怒りを上手に表現するには、アサーティブコミュニケーションが有効です。アサーティブコミュニケーションとは、自他ともに尊重し合いながら人間関係を築く方法で、自分も相手も大切にした誠実で対等なコミュニケーションです。アサーティブコミュニケーションができるように、自分を主語にした「Iメッセージ」で伝えてみましょう。

相手を主語にして話すと、責める言い方になりやすいものです。「あなたはなんで約束を守らないの！」ではなく、「約束を守ってもらえないと、私が困ります」「協力してもらえると、私は嬉しいです」という表現に変えてみると、伝わる印象がずいぶん違ってくると思います。

❷上手に伝えている人のまねをする（プレイロール）

怒りを上手に伝えようと思っても、話下手で思ったことがうまく伝えられない、自分の気持ちを表現することが難しいという方も多いと思います。その場合、お手本になる人をみつけるとよいでしょう。

「この人の話なら素直に聞ける」「こういう表現がしたい」と思えるお手本の人物を観察して、「この人だったらどんな言い方や態度をするだろう」「どんな考えをするだろう」などと、イメージしてまねをするところからはじめてみてください。実在する人物でイメージが湧かない場合は、映画やドラマの登場人物やマンガのキャラクターでも構いません。まずは、その人になりきったつもりで伝える練習をしましょう。

❸「ブレイクパターン」を使って伝え方を変えてみる

人には考え方にクセがあり、怒り方にもクセがあります。つまり、ある一定のパターンで怒っていることが多いのです。状況が一向に変化しない場合やうまく伝わらない場合は、悪循環に陥っている可能性もあります。そんなときはいつもと違った伝え方に変える工夫をしたり、言い方や態度、伝える場所やタイミングを変えてみます。

意図的に変えることがポイントです。たまたま、相手の機嫌がよかったからうまく伝わったのでは、相手次第で良くも悪くもなってしまいます。自分で工夫できることを考えて実践してみてください。自分の感情の主導権は自分が握るということです。悪循環から良循環に変えていく努力をしてみましょう。

ただし、一度にいくつも変えてしまうと何が効果的だったのか判断できないので、何か1つだけ変えるようにしましょう。それでもうまくいかないときは前回とは違う部分を変えてみてください。

第3章

事例で学ぶ怒りのコントロール術

注意しても改善しない部下の態度にイライラする

患者さんに対する言葉遣いが悪く、仕事が雑なスタッフの態度にイライラします。看護主任の私が何度注意をしてもまったく改善がみられません。「なぜ、私ばかり注意するんですか。他の人だってできていないことが多いのに」と反省する様子もなく、不満ばかりを並べます。あまりの態度に、スタッフステーションで怒鳴ってしまいました。

その後、看護師長から呼び出され、私が注意を受けました。確かに、他の看護師もいるスタッフステーションで怒ってしまったことは私もいけませんでしたが、悪いのは改善しようとしないスタッフです。なぜ、私が怒られなくてはいけないのか。納得できませんでした。

解説

「ストレスログ」でストレスを見える化しよう！

看護主任の立場として、スタッフの教育は大切なことです。ときには叱る必要もあるでしょう。患者さんの対応は他のスタッフにも気を付けて欲しいことであるため、みんながいる前で注意したほうがよいと思うかもしれませんが、個人的な指導をする場合は適切ではありません。

叱るときにもルールがあります。それは人前で叱らないことです。人前で叱ると叱られたほうは恥ずかしい思いをします。叱られたスタッフは、「みんなの前で恥をかかされた」と感じることもあります。叱るときは場所を選んで叱りましょう。

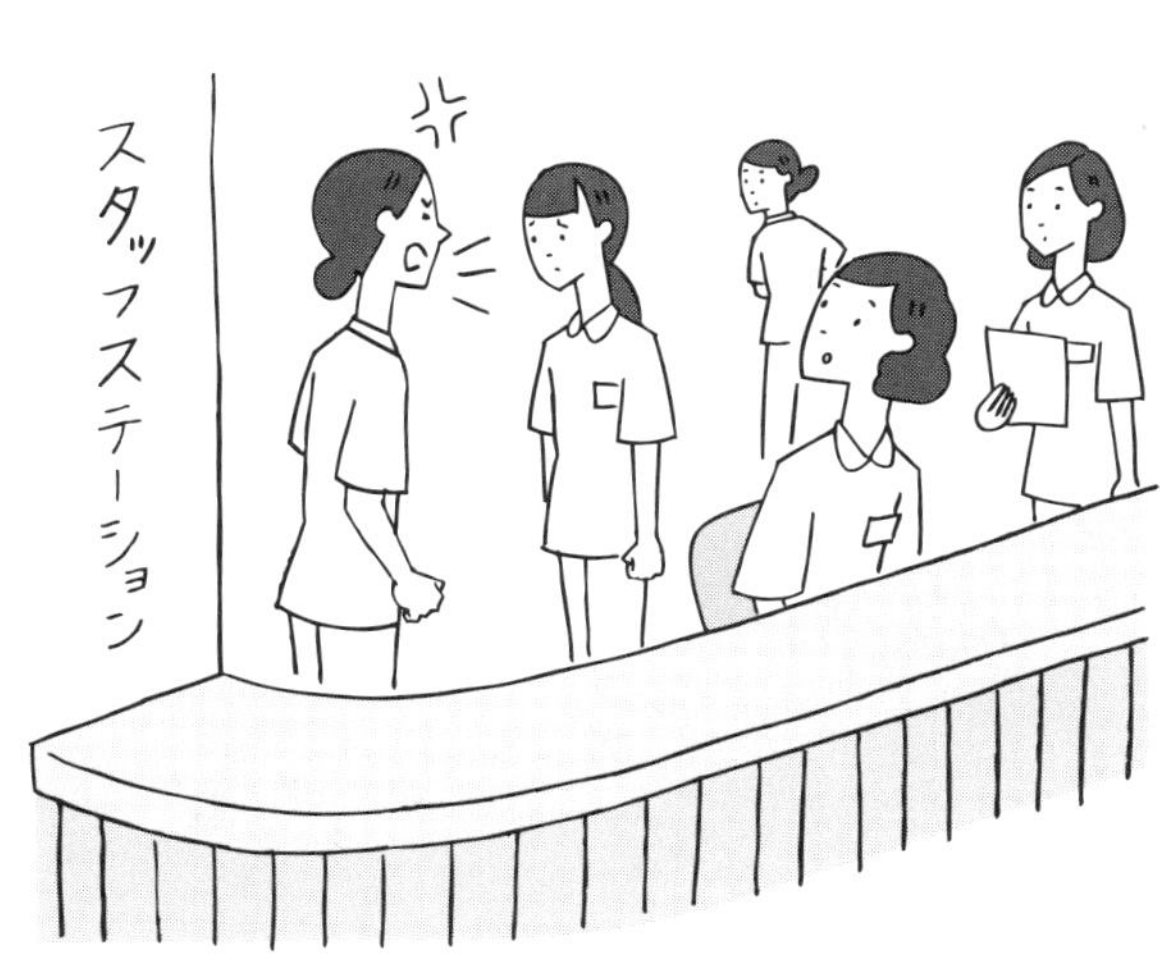

また、看護主任はスタッフの普段の仕事振りを見て、態度や言動など、いろいろなことが気になっていたのだと思います。気づきが多いのは決して悪いことではありません。それだけ仕事に対してこだわりがあるのでしょう。

こだわりを持つことはとてもいいことですが、気になることがありすぎて、小さなイライラで心のコップがいっぱいになっていたのではないでしょうか。小さなイライラもため込みすぎると、いつかは爆発します。心にゆとりがあるときは寛容になれますが、心のコップがいっぱいのときは、些細なことでもカチンときてしまいます。ストレスをため込まないように早めに対処しましょう。

図表13 「ストレスログ」でストレスを見える化

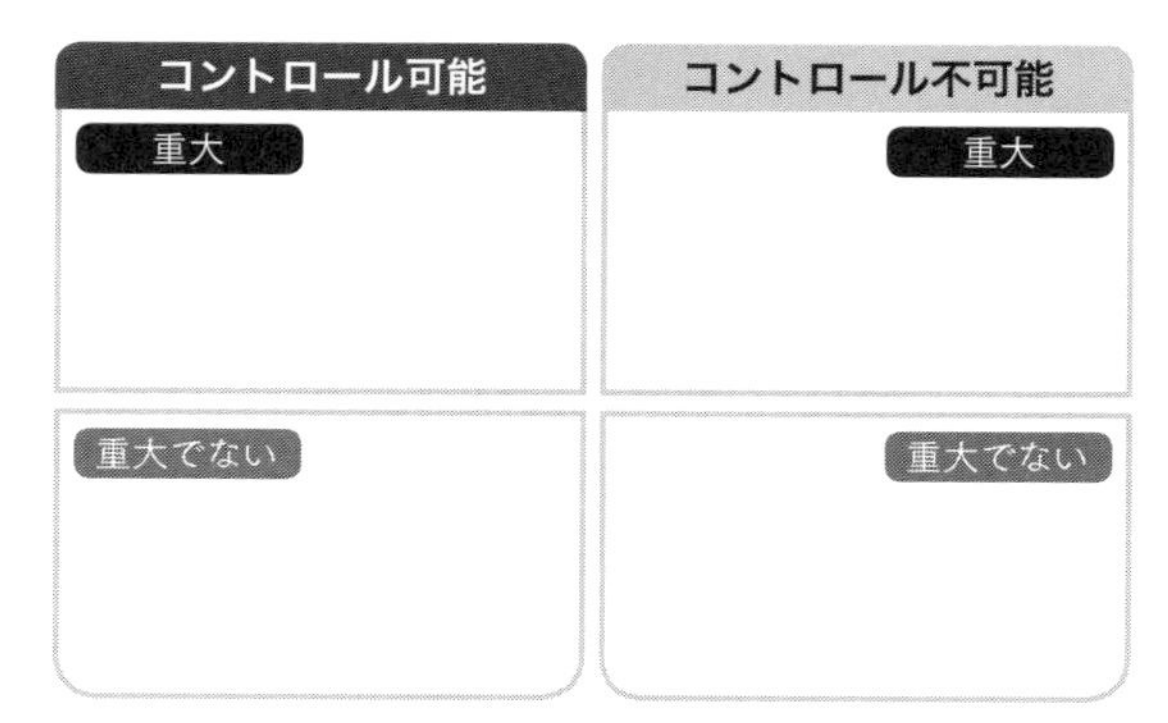

© 一般社団法人日本アンガーマネジメント協会

まずは図表13の「ストレスログ」でストレスを見える化して、優先的に取り組むことと手放すことを分けましょう。ストレスログでは自分がコントロールできる問題とできない問題、重大か重大でないかを区別します。コントロールできない問題については見ないようにしたり、かかわらない努力をすることも大切です。ときには上司に相談したり、同僚に手助けしてもらってもよいでしょう。

さらに、普段から気分転換ができるメニューを用意しておくことも重要です。たとえば、散歩する、気のおける友人とお茶をする、ゆっくりお風呂に入る、ストレッチをするなど、いくつかリラックスできるメニューを用意しておき、心身のメンテナンスをします。

気分転換のメニューは何でも構いませんが、やけ酒、やけ食いなど、逆にストレスの原因になるものは避けるようにしてください。

ケース2

管理職だけで決めず、スタッフの意見も聞いて欲しい

……

職場のルールや業務の手順を看護師長や主任だけで決めてしまうことに腹が立

ちます。何か問題があるたびに業務の改善策を考えているようですが、現場の最前線にいる私たちスタッフの意見を聞かず、看護師長や主任だけで決めるなんて病棟の私物化ではないでしょうか。不満が募り、スタッフの意見も聞くべきだと同僚と一緒に愚痴をこぼしています。

解説

「プラス変換ワーク」で、問題をチャンスに変えよう!

このケースでは改善した業務内容そのものより、自分たちスタッフの意見が反映されないことに対して不満を感じているようです。「自分たちの意見を聞かない=自分たちのことを考えていない」と感じているのかもしれません。でも、本当は意見を聞かないだけで、スタッフのことを真剣に考えながら決めている可能性だってあります。不満を感じていることもあると思いますが、相手を責めても物事は改善しません。どうすれば改善するかということに意識を向けましょう。

アンガーマネジメントでは、他人を変えるのではなく、自分が自分の感情に責任を持ち、後悔しない選択をすることを目指します。自分自身の考えや行動によって、よい方向へ変えていく工夫をしてみましょう。

何か問題があることは、改善のチャンスでもあります。ここではプラス思考で問題解決を実践するための「プラス変換ワーク」を紹介します。次の4つのステップで考えていきます。

❶問題を挙げる

・業務改善において、看護師長や主任がスタッフの意見を聞かない
・トップダウンで決めてしまうことが不満

❷問題をチャンスとしてとらえる

・病棟のルールやマニュアルを見直せる
・スタッフも主体的な病棟運営にかかわれる
・今後どうしていきたいのか、自分の考えをまとめられる
・チームで話し合い、今後の方向性を確認できる
・上司の考えを確認し、決定事項の利点を認識できる

❸問題は自分の責任で起きたと考えてみる

・気になることがあっても解決策まで考えていなかった

・意見を言っても通らないとあきらめてしまっていた
・チーム会や病棟会に出席できないことがあった
・上司から言われる前に、自分たちで問題解決ができていなかった
・上司の機嫌を気にしてしまい、正直に話せていなかった
・上司が「スタッフに任せておけば安心」と思うようなチームではなかった

❹問題解決の具体的な手段を挙げる

・メンバーと一緒に病棟の問題点と解決策をチーム会で考える
・スタッフやメンバーの意見をまとめ、上司に報告する
・上司に自分の考えや気がかりなことを正直に話す
・変更になった内容に疑問がある場合は、なぜ、そうしたのかを確認する
・師長会や各委員会の議事録を定期的に確認し、問題点を把握しておく
・考えが偏らないように、他の部署のアイデアを参考にしてみる

❷❸❹はそれぞれ10項目くらい考えましょう。そして、❹の具体策を実践していきましょう。

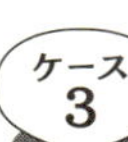

注意すると、スタッフから不満の声が上がる

夕方、緊急入院があった場合、普段は夜勤のスタッフに任せていますが、この日は日勤帯の業務が落ち着いていたため、日勤のスタッフで対応するように注意しました。「なぜ、対応しないのか」と叱ると、日勤のスタッフはしぶしぶ受け入れをはじめましたが、不満げな表情でした。

あとから主任に確認すると、スタッフから、「今日の師長は機嫌が悪くなかった？」「この前、私が夜勤だったときは、あんなこと言わなかったのに」と不満の声が上がっていたことがわかりました。

＼解説／

リクエストしたい内容を明確に伝えよう！

職業柄、業務の範囲をはっきり区分けできないことが多いと思います。勤務交替時など、時間帯によっては、日勤と夜勤でどちらが対応すればスムーズなのか、線引きが難しい場合もあるでしょう。

時間管理は管理職の重要な仕事です。超過勤務がなく、スムーズに業務を行えるように、その時々で調整しなければなりません。それはスタッフも理解していますが、なぜ、このように不満の声が上がるのでしょうか。

師長は業務調整のため、入院患者の受け入れを日勤のスタッフに依頼したかったようです。しかし、「なぜ、対応しないのか」という表現をしたため、日勤のスタッフは責められた気分になり、師長の機嫌が悪かったために怒られたと感じました。叱る行為は相手へのリクエストです。このようなケースでは、どうして欲しいのかを明確にリクエストするほうが効果的です。「業務調整のために日勤のスタッフに入院の受け入れをしてもらいたい」という本来の趣旨をきちんと伝えましょう。

また、叱る目的を明確にしたり、職場全体で守るルールをあらかじめ決めておくことをおすすめします。何について注意をするのか、叱るのかを明確にし、普段からスタッフに伝えておきます。そして、叱ると決めたことは、「いつでも」「誰でも」「同じように」叱るようにしてください。日によって叱ったり、人によって態度を変えると、相手は機嫌で怒っていると感じます。そのため、不満が募りやすくなってしまうのです。

ケース4

覚えが悪い新人のやる気のない態度が許せない

何度、教えても覚えが悪い新人にイライラします。説明してもメモを取らないし、「次回、採血をするから、事前に調べておくように」と伝えても、「どうせ調べてこないだろう」と思ってしまいます。新人のうちは覚えることがたくさんあって大変なのはわかりますが、自分たちの時代はきちんと勉強してくるのが当たり前でした。やる気のない態度がアタマにきます。師長に相談しても無理をさせないようにと諭されますが、甘いのではないでしょうか。教える側の身になって欲しいと思います。

解説

最近の若者の傾向に合わせた指導法を考えよう！

指導者は普段の業務に加えて新人の指導をするため、仕事量が増え、自分の思うように業務が進まないことがあります。成長して欲しいと願うあまり、つい熱が入ることもあると思います。指導の成果がみられるように教育していくことはよいことですが、新人は初めて経験することが多く、指導されたことのすべてが理解できているとは限りません。また、社会人経験が浅く、未熟なため、仕事に臨む姿勢や言葉遣いなど、常識的なことから指導しなければならない場合もあります。

できないのは、わからないからであって、必ずしもやる気がないからではありません。できるようになるには段階を踏む必要があります。もしかしたら、指導する側の説明が新人には難しすぎるのかもしれません。

また、「どうせ調べてこないだろう」と考えていることから、レッテル貼りをしてしまっている可能性もあります。レッテル貼りをしてしまうと問題の本質をとらえることができず、思い込みでさらに問題を大きくしてしまうこともあります。

このような場合は、それぞれの問題を区別して考えるとよいでしょう。そして、何をどうしたらいいのか、新人が理解できる表現に変えて説明してみてはどうでしょうか。

たとえば、説明してもメモを取らないことに対しては、聞くことや見ることに気を取られてメモをするゆとりがなかったり、そこまで気が回っていない可能性があります。「メモを取りながら聞いてください」「一度やって見せるので、終わってからマニュアルでもう一度確認してください」など、具体的に説明してみましょう。事前に勉強してきて欲しい場合は、「マニュアルで手順を勉強してきてください」「必要物品の場所はわかりますか?」「どんなことを調べてくればいいかわかりますか?」など、求めていることの意味が理解できているかどうかを確認します。

また、「変化ログ」で考えてみてもよいと思います(図表14)。変化ログとは、自分が起こしたい変化を起こすために必要な具体的なステップを書く方法です。明確な目標と具体的なステップを理解すると、行動に移しやすくなります。大きな変化を書くとステップが具体的にならないので、小さな変化(スモールステップ)で考えます。相手を変えるというよりも自分の指導方法に焦点を当てるイメージです。

「そんなことまで説明しないといけない

図表14　変化ログの記入例

自分が起こそうとしている変化	変化を起こすために必要で、現実的かつ具体的なステップ
メモを取るようにしたい	「メモを取りながら聞いてください」と言ってから、説明する
事前学習するようにしたい	マニュアルで手順を見ておくように伝えておく

Ⓒ 一般社団法人日本アンガーマネジメント協会

の？」と思う方もいるかもしれませんが、マニュアル世代という言葉があるように、最近の若者は自分で考えて行動することや臨機応変に対応することが苦手な傾向があります。逆に、マニュアルどおりに行おうとするわけですから、理解さえできれば、決めたことは守れるということです。

指導の目的は、仕事を理解してもらい、実践できるようになってもらうことですから、「どうしてわからないの？」とイライラするより、「どうすればできるようになるのか」に意識を向けましょう。そのほうが生産性も高まります。

ケース5

先輩からきつい言い方をされて、ストレスがたまる

先輩看護師にきつい言い方をされてへこみました。「そんな言い方しなくても……」と悲しくなりましたが、黙って素直に聞いていれば、それで済むと思い、ついついストレスをため込んでしまいます。

解説

怒りのボキャブラリーを増やし、「感情豊か」に

スマートフォンなどの普及により、いつでも簡単に情報を入手できる時代になりました。コミュニケーションの手段も変わり、ラインやTwitterなどのSNSを使えば、気軽に連絡を取り合えます。しかし、便利になった半面、フェイス・トゥ・フェイスで話す機会が減り、面と向かって相手に直接、自分の考えを伝えることが苦手な若者が増えています。また、学校教育において競争させない方針で育ってきた若者のなかには、競い合うことに対して苦手意識がある方もいます。こうした背景から、もめ事を回避するために、あえて自分の感情を押し殺し、怒りをため込んでしまうケースが見受けられます。

一方、指導する側の先輩看護師は、最近の若者とは育った環境が違います。そのギャップがお互いの溝となって、怒りの感情を生む結果へつながっていきます。また、医療は人の生死にかかわる仕事であり、緊急時などは緊迫した状況のなかで対応しているため、きつい言葉で指導してしまうこともあるでしょう。

しかし、指導する側が感情的になってしまっては、適切な指導はできません。指導する側にも感情のコントロールが必要です。とっさにきつい言い方をしそうなときは深呼吸や数を数えるなど、47ページ以降で紹介した7つのテクニックを

使って、6秒待ってから注意するようにしてください。

では、自分の感情を押し殺してしまう人はどうすればよいか。ストレスをため込んでしまうと、いつか爆発してしまう可能性があります。小さなストレスでもたくさんたまれば、心のコップから溢れてしまいます。

怒りは幅が広い感情です。軽くイラッとする程度から、ワナワナと震えて抑えきれないような強い怒りもあります。まずは、怒りは幅が広いことを知るために、「怒りのボキャブラリー」を増やしていくとよいでしょう。怒りのボキャブラリーとは、怒りの度合いを表すラベルのようなものです。怒りを表す言葉をたくさん知ることで、自分の怒りを上手に表現できるようになります（図表15）。

また、怒りを感じる前にどんな感情が芽生えたか、第一次感情に目を向けてみるのもよいでしょう。悲しかったのか、不安だったのか、恐怖を感じたのか、自分のなかにあるた

図表15　怒りを表す言葉の例

イライラする	カンシャクを起こす
ムカつく	激怒
腹が立つ	憤怒
頭にくる	激昂（激高）
胸くそ悪い	怒気
へそを曲げる	立腹
不機嫌になる	反感
カリカリする	キレる
目くじらを立てる	ガミガミ言う
怒り狂う	など

くさんの感情に気づくことで、相手にもたくさんの感情があることがわかります。相手の気持ちになった考え方ができることは看護師にとってとても大切なことです。患者さんと接するときにも役立ちますから、ぜひ取り組んでみてください。

きつい言い方をされて落ち込むだけでなく、悔しいと感じる場合は、それをバネにして成長するチャンスととらえてみましょう。怒りは自分を突き動かすエネルギーになります。どうせなら自分を奮起させるプラスのエネルギーにできるとよいですね。

ケース6

仕事ができない自分が嫌になってしまう

自分は覚えが悪く、同期がどんどんステップアップしていくのを見ると、自分だけ取り残されたように感じてしまいます。仕事ができない自分にイライラして落ち込みます。

\解説/

「サクセスログ」を書いて、自分に自信を持とう！

新人のうちは覚えることが多く、毎日が緊張の連続だと思います。悩んだりすることも多く、ついつい同僚と比較して落ち込んでしまう場合もあるでしょう。何ができないかを考えて、できるようになるために勉強することは大切ですが、できないことばかりに目を向けてしまうと、落ち込むばかりで、自己肯定感が低くなってしまうことも考えられます。

そんなときは、「サクセスログ」を書いてみましょう。サクセスログには成功したこと、できたことを書きますが、書くことで自信をつける効果があります。たとえば、次のようなことを書きます。

・元気に挨拶ができた
・患者さんにありがとうと言われた
・電子カルテの使い方を覚えた
・吸引がうまくできた
・いつもより早く起きれた

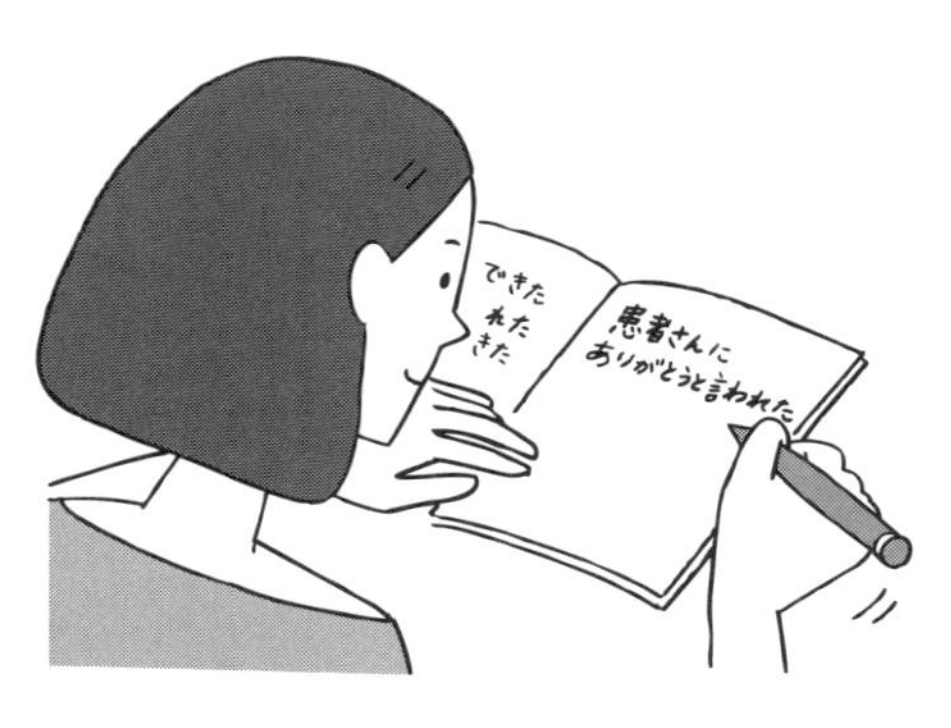

・採血の方法を勉強できた　など

できたことなら、大きな成果がなくても構いません。些細なことでもがんばっていること、できていることをたくさん挙げてみましょう。

普段、気に留めていなかっただけで、努力していること、できていることがたくさんあることに気づくと思います。ぜひ自信を持って前に進んでいってください。

また、幸せだと感じたことを書き出していく「ハッピーログ」というテクニックもあります。サクセスログと合わせて続けていくと、より怒りにくくなるので、ぜひ試してみてください。

ケース7　中途採用で入職した看護師のミスが多く、キレてしまった

中途採用で配属された看護師のミスが多くて困っています。新人ではないので、イチから教えなくてもわかるだろうと思い、細かい指示は出しませんでしたが、毎回ミスが多くて、私の仕事が増えて大変です。「仕事は最後まできちんとやってください」と、きつい口調で怒ってしまいました。

＼解説／

完璧を求めるのではなく、現実的な目標を定めよう！

中途採用者の場合、経験があるため、看護技術は身についていると思います。しかし、職場が変われば、仕事の進め方やルールも変わってきます。「経験があるから、当然このくらいはやるべき」という思い込みがあると、返ってうまくいきません。

相手に高いレベルの仕事を要求する方は、真面目で完璧主義な場合が多いと思います。もちろん、高い目標を掲げ、達成しようとすることはとてもよいことだと思いますが、あまりに完璧を目指しすぎると、窮屈に感じてしまいます。そんなときは、完璧さを追求するのではなく、現実的な目標を決めて達成するようにするとよいでしょう。

また、職場によって仕事の進め方やルールが違うように、自分が当たり前と思っていることと相手が当たり前と思っていることは違います。「最後まで」「きちんと」という程度言葉では、どこまでやればいいのか理解できません。そのため、中途採用者であっても、何をどうするのか、具体的に説明するようにしましょう。

ケース8

機嫌によって態度を変える同僚に困っている

機嫌が良いときと悪いときで態度があからさまに違う同僚にムカつきます。機嫌が良いときはいろいろ手伝ってくれますが、機嫌が悪くなると、「誰がやったの？なぜ、こんなやり方をするの？」と、いちいち突っ込みを入れてきて、イライラムードを前面に出します。その同僚のせいで、スタッフステーションの雰囲気も悪くなります。

＼解説／

「ブレイクパターン」を使い、悪循環を良循環に変えよう！

怒りは情動伝染（相手の感情が移ること）するため、イライラしている人がいると、その場の空気もピリピリしたムードになりやすくなります。その同僚をどうにかしたいと考えるのも当然ですが、相手を変えることはできません。そんなときは「ブレイクパターン」で悪循環から良循環へ変える努力をしましょう。

ブレイクパターンとは、悪循環に陥っていることを意図的に良循環に変えていくテクニックです。悪循環のときは、次のように負のスパイラルに陥っている可能性があります。

●悪循環の例●

同僚の機嫌が悪い
⬅
声をかけにくい
⬅
同僚は孤独感を感じて余計にイライラする
⬅
さらに話しにくくなる
⬅
よそよそしい空気で仕事がしにくい
⬅
もっと機嫌が悪くなる

同僚は、機嫌が良いときは協力的なようですので、ちょっとした工夫で仕事がしやすくなるかもしれません。そこで、自分が意図的にできることを探します。

●良循環の例●

同僚の機嫌が悪い
⬅ 「何かあった？」と声をかけてみる
⬅ 同僚は気にかけてもらえたと感じる
⬅ 八つ当たりしなくなる
⬅ 仕事がしやすくなる

この場合は、「相手を気遣って声をかける」という選択をして、良循環に変えることができました。もし、良循環にならない場合は他のことをしてみましょう。ただし、何か変えてみる場合は1つだけにしてください。一度にいくつも変えると、何が効果的だったのかわかりません。1つだけ変えてみて、結果が変わらなければ別なことを試してみる――これを繰り返してください。

「悪いのは同僚のほうなのに、どうして自分が合わせなくてはいけないの？」と感じる方がいるかもしれません。どうしても譲りたくなければ、譲らなくても構いません。アンガーマネジメントは我慢しなければならないというものではなく、どうするかの判断は自分で決めてもよいのです。譲って後悔するのなら譲らなくてよいですし、逆に譲らなくて後悔するのであれば譲るという選択肢をとります。

大切なのは相手の怒りに振り回されないことです。自分の感情の決定権は自分にあります。自分がどうしたいか、どうすれば後悔しないかを考えて行動するようにしましょう。

2 医師・他職種編

ケース9 医師の横柄な態度にイライラする

医師の横柄な態度に困っています。気に入らないことがあると嫌味な言い方をしたり、怒鳴ったりします。先日も夜間に胸部症状を訴えて、主治医に連絡してから当直医に対応してもらった患者さんのことを報告すると、「まったくよ〜、当直に連絡しろよ!」と声を荒げて、乱暴に席に着きました。高圧的な態度にビクビクしますし、機嫌を損ねないように必要以上に気を遣うため、疲れてしまいます。「気に入らないことがあるたび、いちいち怒らないでよ」と憤りを覚えます。

解説

無理に気を遣わずに、放っておこう!

最近は医療現場にも接遇が定着していますので、このようなケースは珍しいかもしれません。しかし、手術など緊迫した場面ではピリピリしたムードになることもあると思います。医師は入院だけではなく外来の担当があったり、病院によっては手術や夜間対応もしなければなりません。そのため、看護師には理解できない大変さがあるのでしょうが、だからといって横柄な対応をとってもよいということではありません。

では、こうした場合、看護師はどうすればよいでしょうか。まずは「分かれ道」(69ページ参照)で、この医師とのやりとりは自分で変えられるか変えられないか、重要か重要でないかを考えてみましょう。

医師とのやりとりは患者さんにもかかわることですので、重要だと考える方が大半かと思います。ですが、残念ながら相手を変えることはできません。医師の態度はこちらではコントロールできないのです。どうにもならないことにどれだけ頭を悩ませても解決できません。そんなときは、「放っておく」ほうが得策です。

これは無視するということではありません。そのままにしておくということです。相手が怒っているからといって、無理に機嫌をとろうとせず、そっとしておきます。何か報告したときに機嫌が悪いようでしたら、それ以上は無理に話をしようとせず、いったん時間をおいてみてはどうでしょうか。

相手が怒っていると自分のせいだと感じて機嫌をとろうとする気持ちもわかり

ますが、無理をして相手に合わせる必要はありません。怒るかどうかは相手が決めています。もちろん、自分の対応が悪かった場合は、謝る必要はありますが、単に相手の機嫌が悪いだけなど、自分の対応とは関係ないこともあります。

怒りのピークは6秒です。カリカリした状態でやりとりしても険悪なムードになるだけです。どんなに強い怒りでも6秒経過すればピークは過ぎていきます。6秒待つことで穏やかになるのであれば、待てばよいのです。そして、落ち着いてから話をすればよいのではないでしょうか。

医療現場でもよほどの緊急性がないかぎりは、6秒くらいは待っても問題ないと思います。もっとも、緊迫した場面では口調が荒くなっても気にしているヒマはありませんが……(笑)。

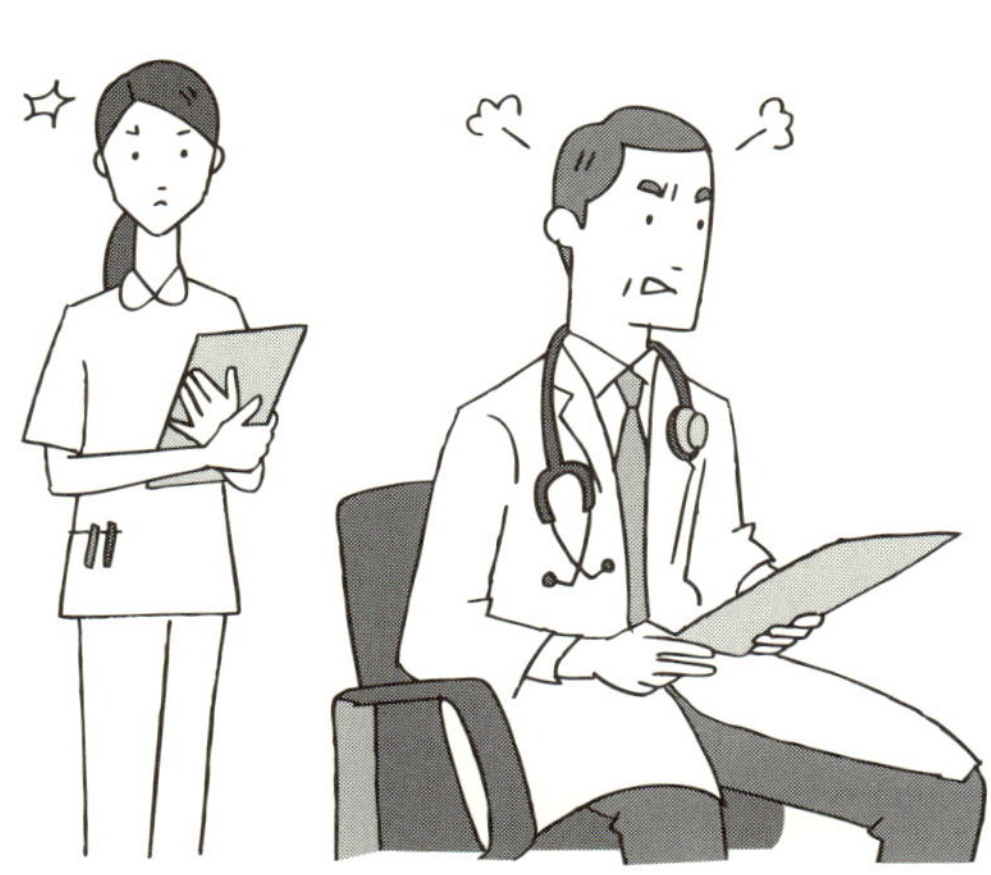

ケース10

患者さんに勝手に指示するリハスタッフに腹が立つ

踵部骨折の術後で荷重制限があり、車椅子でトイレに行っている患者さんが一人で歩いて病室内の洗面台で歯磨きをしていました。「あれ？」と思い、その患者さんに聞いてみると、「リハビリ担当の方に病室内の身の回りのことは自分でしてもいいよと言われました」と話していました。私はリハスタッフから何も聞いておらず、カルテにも入力されていませんでした。患者さんに勝手に話して、看護師に言わないなんて困ります。腹が立ちました。

解説

「べき」の境界線を明確にして、リクエストとして伝えよう！

患者さんを中心として他職種が協働する医療現場では、さまざまな職種がそれぞれの専門性を発揮して仕事をしています。脳血管障害や整形外科などの病棟では、リハビリの進行具合によって安静度が変わることが多いと思います。リハビリテーション科はリハビリの視点から、看護師は看護の視点から患者さんにとって最良の選択をしていますが、このケースでは、リハスタッフとの情報共有が遅れたために問題が起こりました。

もしかしたら、リハスタッフは「理解力に問題のない患者さんだから、本人に伝えればカルテはあとでもよい」と判断したのかもしれません。しかし、患者さんの生活スペースである病室は、リハビリ室のように訓練専用の環境ではありません。そのうえ、他の患者さんもいます。そのため、看護師はさまざまな角度から安全を考慮して患者さんの療養生活を考えなくてはなりません。看護師の視点では常識と思っていることが、リハスタッフにとっては常識ではないこともあります。

こうした場合、お互いの「べき」について考えてみるとよいでしょう。怒りは自分の価値観、コアビリーフが破られたときに発生します。自分の価値観、コアビリーフを象徴する言葉が「べき」であり、人によって「べき」の程度は違います。また、「べき」は同じ医療従事者であっても、立場や職種によって違います。

今回のケースについて、「べき」の境界線（61ページ参照）で考えてみます。「①許せる」のゾーンに入るのは、「安静度が変わるときは、患者さんに説明する前に看護師に報告するべき」となります。では、「②まあ許せる」のはどういう対応でしょうか。100点ではなくても、このくらいなら許せる境界線を考えてみてください。「せめて」「最低限」の対応として、どこまで譲れますか。

「患者さんに直接説明する場合は、患者さんが病室に戻る前に電話で連絡をもらえればいい」

「カルテに安静度が変更したことだけでもわかるようなコメントを入力しておいてくれればいい」

これが②のゾーンであれば、電話連絡もなく、カルテ入力もされていない場合は「③許せない」ということになります。

許せる境界線がはっきりしたら、それを相手に「リクエスト」として伝えます。このとき、看護師側の要望を一方的に押しつけるのはやめましょう。リハスタッフ側にも都合がありますし、すべてが要望どおりになるとは限りません。相手の都合も考慮できるように選択肢はいくつか考えておくとよいでしょう。そうすることで、お互いの仕事を理解でき、情報共有したい内容や優先度が明確になります。その結果、働きやすい職場へ変わっていきます。

ケース11

薬剤科が間違えた薬を取り換えにこない

病棟に届いた薬が間違えていたため、薬剤科に連絡をしたら、「すみません。すぐに取り換えますので、取りにきてください」と言われました。自分たちが間違えたのに私が取りにいくのはおかしいとアタマにきて、「そっちが間違えたんだから、持ってくるのが当然じゃないの？」「こっちは忙しくて病棟を離れる暇がないのよ！」と、きつい口調で言い返してしまいました。

解説

「24時間アクトカーム」を実践しよう！

人の命を預かる医療現場はミスが許されないため、十分に注意を払いながら業務に取り組んでいると思います。しかし、人が介在する仕事であるため、手違いが起こる場合もあります。また、病院は他職種が協働して成り立っている職場です。そのため、お互いにフォローし合える関係性を築いたほうが建設的ですし、業務もスムーズに進みます。

このケースでは、「24時間アクトカーム」がおすすめです。アクトというのは「行動する」、カームは「穏やかに」という意味です。つまり、「24時間穏やかに過ごす」ということです。心のなかの感情はどうあれ、言葉遣い、表情、態度など、徹底して穏やかに振る舞います。実践するときのポイントは次の3つです。

①できれば、24時間継続して行う
②あえて忙しい日に行う
③周囲の人たち（職場の同僚や上司、家族など）に宣言して行う

24時間徹底して穏やかに振る舞うことで周囲の人がどう変化するかを体験できます。忙しい日のほうがイライラしやすいため、効果がより実感できます。また、周囲の人に宣言することで努力していることが伝わります。何となくできたではなく、意図的に行うことが大切です。

皆さんもカリカリしている人より、穏やかな人と話したいと思うのではないでしょうか。また、「好意の返報性」といって、優しくしてくれた人には自分も優しくしたいという心理が働きます。

「24時間アクトカーム」を実践すると、相手から話しやすいと思われたり、いつもよくしてくれるから自分も協力したいと思ってもらえます。ぜひ、普段から良好な関係性が築けるような努力をしてみてください。

3 患者・家族編

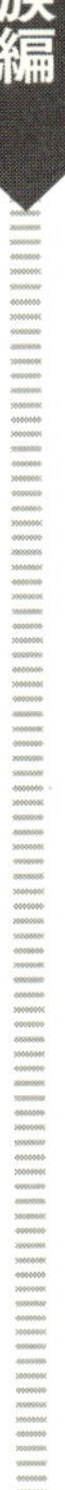

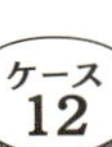

ケース12

注意しても間食をやめない糖尿病の患者さんにカチンとくる

大部屋に入院している糖尿病の患者さんがお菓子を食べているのを見つけました。本人と家族には「血糖コントロールが必要なので、間食はしないでください」と説明しているのに、なぜ、食べてしまうのか。「間食しちゃだめじゃない」「持ってこないように言ったのに」と注意すると、「同じ病室の人からいただいたの」「せっかくもらったし、ちょっとだけだから」と悪びれもしない態度に、カチンときました。

解説

患者さんと看護師の「べき」の違いを理解しよう！

食事制限をしている糖尿病の患者さんは、間食することで血糖コントロールに大きな影響が出ます。自分が糖尿病であることを自覚し、食事を含めて生活習慣を改善していただく必要があります。そのためには厳しく指導することもあると思います。

このケースでは、間食をしてはいけないことを説明していますが、患者さんや家族は説明の内容を正しく理解していないようです。また、間食をしたことについて注意する必要はありますが、看護師の言い方や態度は適切だったとは言えません。

患者さんの病状に直接関係することですので、厳しく指導したいのはわかります。しかし、看護師と患者さんでは疾患に対する知識に大きな差があり、看護師が当たり前と思って使っている専門用語は、患者さんには意味がわからない場合もあります。

そのため、「病院で出されている食事以外は食べないでください」「食事で出されたものでも残したものは取っておかないでください」「飲み物はお茶かお水にしてください」「糖分が入った飲み物は看護師に確認してから口にしてください」など、わかりやすい言葉で説明しましょう。また、大部屋の場合、患者さん同士で差し入れをすることがあるので、患者さんの家族に持ち帰ってもらうなど協力してもらえるように説明しましょう。

私は講演の際、よく次のような話をします。看護師が普段、何気なく使っている「勝手に〇〇した」という言葉がありますが、よくよく考えてみると、「勝手に食べた」「勝手に飲んだ」「勝手に歩いた」というのはおかしな話です。これらの行為は普段の生活において許可の必要はありません。

私たち看護師は指導する立場でもあるため、患者さんが看護師の言うことを聞くのは当たり前、言うことを聞いてくれるはずという「べき」を持っていることが多いのですが、看護師の当たり前は患者さんにとって当たり前ではないこともあります。もちろん、治療上必要なことは守ってもらわないと困りますが、患者さんは「なぜ、いけないのか」について、具体的に説明してもらわなければ理解できません。

これからは注意をする前に6秒待ってひと呼吸おき、自分の「べき」を押しつけていないか考えてみてはいかがでしょうか。その際、衝動のコントロールのテクニックを参考にしてください。

ケース13

認知症の患者さんが暴れて怖い

施設に入所していた患者さんが転倒して、腰椎圧迫骨折で当院に入院してきました。認知症もあって治療の説明をしても理解が得られません。オムツ交換をしようとしたら、「何をするの?」と叩かれました。

解説

暴れたらいったん離れ、時間をおいてから対応しよう!

高齢化が進み、認知症という言葉を日常的に耳にする時代になりました。診療科にもよりますが、入院患者に占める高齢者の割合が高い場合、認知症の症状がみられることも少なくないと思います。

認知症には、「アルツハイマー型認知症」や「脳血管性認知症」「レビー小体型認知症」「前頭側頭型認知症」など、さまざまな種類があります。また、症状も記憶障害を中心とした「中核症状」と、もともと持っている性格やおかれている環境が影響する「周辺症状（BPSD)」の2つに大きく分けられ、専門的な対応は種類や症状によってそれぞれ違ってきます。ここでは専門的な対応ではなく、アンガーマネジメントとして対応できることを考えてみましょう。

たとえば、このケースで患者さんは、骨折で入院していることは理解できていないようですが、自分にとって不快なことをされているのはわかる状態です。そのため、治療や看護ケアについて何度説明しても同じ質問をしてきたり、オムツ交換の際に暴れたりするのでしょう。

患者さんは、なぜ、その行為をされているか理解できないため、不安や恐怖から抵抗しようとして、暴力的な行為をするわけです。もちろん、私たち看護師はそれを理解したうえで看護をしていると思います。しかし、看護師も人間ですから、暴言を吐かれれば傷つきますし、叩かれれば痛いし、怖いと感じることもあるでしょう。怒って抵抗している患者さんを相手に、無理にケアを行おうとしても逆効果です。そんなときは衝動のコントロールで6秒待つ方法がおすすめです。

「タイムアウト」をしてみるのもよいでしょう。タイムアウトは退却戦術で、その場からいったん離れる方法です。患者さんが興奮していると、私たちもそれに反射して強い口調になりがちですが、いったん離れて他のことを先に済ませてから、戻ってくるだけでも気分が落ち着いたりします。大切なのは怒りを感じたときに反射しないことです。穏やかな状態で接することができるようにしましょう。

認知症の症状そのものは変わらなくても、看護師の対応次第で周辺症状が落ち着いたらよいと思いませんか。タイムアウト以外にも深呼吸や「コーピングマントラ（魔法の言葉）」など、自分が落ち着く方法なら何でも構いません。ぜひ実践してみてください。

外来の待ち時間が長いと文句を言う患者さん

当院は予約診療にしていますが、予約以外の患者さんも多いため、待ち時間が長くなってしまいます。診察ブースに診療時間の目安の時間を提示して、診察まで少しでも自由に過ごしてもらえるようにしていますが、患者さんの症状によっては順番が入れ替わることもあります。待ち時間が長くて申しわけないと思い、途中で声をかけるように気遣ってはいるものの、なかには「どれだけ待たせればいいんだよ！」ときつい口調で怒る患者さんもいて、「できるだけ待たせないように、こっちだって工夫しているのに」「そんな言い方しなくてもいいじゃない」と思ってしまいます。

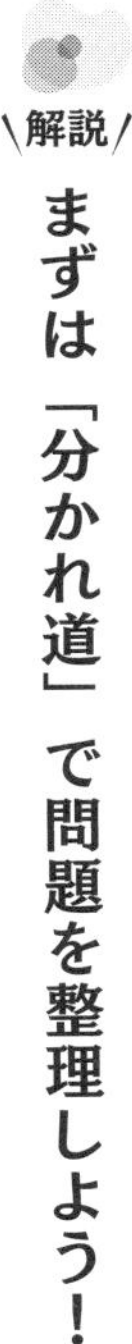

解説

まずは「分かれ道」で問題を整理しよう！

待ち時間が長いのは、患者さんにとっても看護師にとってもよいことではありません。受診する患者さんは健康上の問題があって病院に来ているわけですから、気分がすぐれなかったり不安を感じていたり、私たち看護師が思っている以上に苦痛を感じているのかもしれません。また、対応する看護師も何人も対応しなければならず、忙しくゆとりがなくなることもあると思います。以前、私は夫の受診に付き添ったとき、夫に次のように言われたことがあります。

「こっちは指定された予約時間に間に合うように来ているのに、なぜ、こんなに待たせるの？　自分だったらお客さんに『何時に来てください』と伝えたら、その時間に合わせるようにするし、待たせたら当然、謝るよ。看護師さんは『お待たせしてすみません』と謝るけど、医師は何にも言わない。こっちは診てもらっている側だから直接は何も言わないけど、これってよくないんじゃないの？」

それを聞いた私は、「言い分もわかるけど、病院側だって決して待たせてもいいなんて思っていないし、患者さんによって診療内容が変わり、予定どおりにいかないことがあるのは仕方がないのに……」と感じたことを覚えています。ただ、これは私が看護師という立場からみているので、主観が入った考えだったのだと思います。

では、アンガーマネジメント的に考えるとどうなのでしょうか。アンガーマネジメントは怒りの感情と上手に付き合うための心理トレーニングです。怒りで後悔しないことを目指すのであって、正しいか正しくないかをジャッジするものではありません。

もちろん、診察の待ち時間が長いことは決してよいことではないので、改善したほうがよいとは思います。ですが、救急車を受け入れている病院では急患が運ばれてくることもあるでしょうし、患者さんの容態によっては診察の順番を変えることもあると思います。病院として待ち時間を減少させる取り組みをしていたとしても、予測できないこともあります。個人レベルですべての問題を解決することは難しいのが現状なのではないでしょうか。

では、どのように考えればよいのでしょうか。問題となっている状況を69ページの「分かれ道」を用いて、自分で解決できるのかできないのかを整理してみましょう。そして自分自身で解決できる問題に焦点を当てて考えてみてはいかがでしょうか。

待ち時間が長くて患者さんから不満が出ることは、問題として重要ですが、個人の取り組みだけでは解決することは困難なので、「重要だがコントロール不可能」に分類できます。しかし、待ち時間が長く不満を感じている患者さんに対する自分自身の対応についてはコントロールすることは可能です。

たとえば、「ポジティブセルフトーク」で自分を鼓舞してみる方法はどうでしょうか。「忙しいときこそ、私の腕の見せどころ」「何人の患者さんを笑顔にできるか、チャレンジするチャンス」など、前向きにとらえられる言葉を自分に投げかけてみてください。

また、意識的に笑顔をつくってみるのもよいでしょう。これは「フェイシャルフィードバック効果」と言って、私たちの心と身体はつながっているため、笑顔をつくることで気分も明るくなりやすいのです。

かなり前の話になりますが、俳優の竹中直人さんが「笑いながら怒る人」というネタをしていたことがありますが、試してみるとかなり難しいことがわかります。笑顔をつくることで話し方も明るくなったり、優しくなったりするので、ぜひ試してみてください。

ケース15

すぐ怒鳴る患者さんを担当したくない

自分の思いどおりにならないとすぐにキレる患者さんがいて困ります。頼んだものを家族がすぐに持ってこないと、何度もナースコールで看護師を呼び出し、「頼んだって持って来やしない」「早く持ってくるように電話しろ！」と大声で怒鳴り出します。要求をすぐに聞けないときは、「俺がやれって言ってるんだから、そのとおりにやればいいんだよ！」「お前は馬鹿か！」と攻撃的な言動をします。急にキレることがあるため、正直担当にはなりたくないと感じてしまいます。

解説

怒りの裏に隠された第一次感情に目を向けよう！

すべての患者さんと良好な関係を築くことが理想だとは思いますが、残念ながらなかには馬が合わない患者さんもいるでしょう。急に怒鳴られたら誰でも驚きますし、恐怖心を抱いたり、避けたいと思うのは自然なことです。怒りは防衛感情ですので、心臓がバクバクして逃げ出したいと考えたり、反抗心を持つこともあるでしょう。

プライベートであれば、このような方とはかかわらないという選択肢もあります。しかし、仕事においてはかかわらざるを得ない状況もありますし、特に週末や夜勤帯で看護師の配置人数が少ないときは、苦手だからという理由で一切かかわらないのは難しいのではないでしょうか。

一方、病院を利用している患者さんは、健康を害しているわけですから、ストレスがたまりやすい状態です。特に入院中は、自分の思いどおりにならないことが多く、不満を感じることが増えると思います。キレて怒鳴っていても、本心では寂しさや大切にされていないと感じているのかもしれません。

このようなときは、相手の第一次感情に目を向けてみましょう。表面に見えている怒りは第二次感情であり、その裏に本当の気持ちが潜んでいます。不安なのか、寂しいのか、もしかしたら、社会的役割が果たせなくなった自分に対して憤りを感じているのかもしれません。

いくつもの第一次感情が混ざり合っている可能性もあります。相手の気持ちをすべて汲み取ることはできなくても、必要なものが届かず、困っているということは患者さんの言葉から読み取れますので、「それはお困りですね」とひと声かけるだけでも、気持ちを汲んでくれていると思っていただけるのではないでしょうか。

また、怒鳴る人は、怒鳴れば言うことを聞いてもらえる、強く言わないと伝わらないと誤解しています。相手が悪いから自分が怒るのは当然だと思っているため、いくら理屈で説明しても納得してもらえないことが多いと思います。そういう場合は、「すぐに対応できなくて、すみません」とひと言、謝罪の言葉を添えるとよいでしょう。ただし、必要以上に謝る必要はありません。

希望に沿えないこともありますので、すべて相手の言いなりになるということではありません。できないことはできないと正直に伝え、いくつか代替案を提示して、相手に選んでもらうようにするとよいでしょう。高圧的な態度をとる人に対して、ビクビクして委縮した態度ばかりしていると、返って怒りを増幅することにもなります。お腹に力を入れて踏ん張り、目の前に頑丈な壁があることを想像しながら、怒りを跳ね返すイメージで身を守りましょう。

仕事が終わって疲れて帰ってきたら、洗い物が山のようになっていました。共働きなのに、家事に協力的でない夫の態度にイラつきます。「私だって忙しいんだから、洗い物くらいやってくれてもいいじゃない。少しは協力してよ」と言ったら、「俺だっていろいろ手伝ってるんだから、何もしてないみたいな言い方するなよ」と逆ギレされました。

解説

「カップルダイヤローグ」で家事のルールを決めよう！

疲れているときは気持ちにゆとりがなく、イライラしがちです。しかし、感情的になってしまうと、事実と感情を混同してしまうことが多く、伝えたいことが伝わりにくくなります。また、一方的に自分の言い分ばかり伝えても、相手も不満を感じ気持ちがすれ違うのではないでしょうか。お互いの思いが行き違い平行線をたどる場合は、「カップルダイヤローグ」がおすすめです。

カップルダイヤローグは、お互いの言い分を聞き、打開策を選んでいく方法です。ポイントは次の3つで、これを互いに繰り返します。

①事実と感情を分けて話をする
②相手の発言を繰り返すことで、相手に「私はあなたの話を聞いています」というサインを送る
③最後に、相手にして欲しいことを3つリクエストして、相手に1つ選んでもらい約束する

では、実践してみましょう。

●カップルダイヤローグの実践例●

自分　私は家のこともちゃんとやらなければいけないと思っているけど、朝が早いときや帰りが遅いときは洗い物をしている時間が取れないことがあるの。

夫　君は、家のこともちゃんとやらなければいけないと思っているけど、朝が早いときや帰りが遅いときは洗い物をしている時間が取れないことがあるんだね。

自分　私は家の仕事がたまってしまうと、1人でがんばっている気がしてむなしくなるし、家族に大切にされていない気がするの。

夫　君は、家の仕事がたまってしまうと、1人でがんばっている気がしてむな

しくなるし、家族に大切にされていない気がするんだね。

自分　私の希望は、次の3つ。

自分の食べたものは自分で片づけて欲しい

私が洗い物をしているときは一緒にやって欲しい

家事は分担制にして欲しい

夫　君が洗い物をしているときは一緒にやるようにするね。

このような感じになります。そして、次は同じ方法で相手の言い分を聞き、お互いの気持ちを尊重しつつ、ルールを決めていきましょう。

おわりに

怒りの悩みから解放されて、心にゆとりのある毎日を！

アンガーマネジメントを知る前の私は後悔の連続でした。

子どもの頃、父から「カッとなって言ってもよいことがない。だから、怒ったときは10まで数えてから言いなさい」と教えられて育ちました。そのため、怒りを感じても反射的に言い返すことは少ないほうだったと思います。本書を読んでいただいた方はお気づきかもしれませんが、アンガーマネジメント的な考えを持った父から、怒りに反射しないということを自然に教わってきたのだと思います。

そして、母からは「意地を張って損をするのは自分だから、意地を張るんじゃない。どうしたいのかを考えなさい」「自分がされて嫌なことは、人にするんじゃない」と教えられて育ちました。そのため、私は自分がどうしたいのか、どうすればよいのかと、目的志向で考えるほうだったと思います。また、母は「お母ちゃんは、そういうのは好きじゃない。こういうほうが好き」とIメッセージで気持ちを伝える人でした。

このような両親に育てられたのだから、怒りで後悔することもなく、上手に自分の気持ちを伝えることができていたのではないかと思われるかもしれません。確かに、カッとなって友だちともめたりすることは少なかったように思いますが、自分で感情をコントロールできていたわけでも、感情をコントロールしたいという認識を持っていたわけでもなく、ただ、親にそう言われたからそうしていただけなのです。自分で感情をコントロールできることや、その効果・目的は理解できておらず、アンガーマネジメントの理論は知らないのにテクニックだけを実践していた感じだと思います。

理論を知っているのと知らないのでは、大きな違いがあります。何のためにそうするのか理解していなければ、目的もなく見えないゴールに向かっているのと同じです。そして、怒りに反射しないように我慢するという感覚になっていたのです。

また、自分の気持ちは素直に伝えてもよいという考えを持っていたので、自分の意見を他人に言えるほうだったと思います。「意見は意見であって違っていても構わない。相手を否定しているわけではないのだから自分の考えは言ってもよい」、そして、「自分の考えは正しい」と思っていたのです。しかし、すべての人が同じ考えを持っているはずもなく、なかには否定されたと感じて反発する人もいたので、その反応に納得できないこともありました。

さらに、「家族に対しては別」という都合のよい考え方をしていました。これは厳しくしつけられたことも関係していると思いますが、自分の子どもに対しては怒ってでも厳しくしつけなければいけないと考えていたのです。子どもに激しく怒りをぶつけ、怒っては後悔するの繰り返しだったのを覚えています。

夫に対しても感情をぶつけることが多く、よく口喧嘩をしました。身近な相手だからこそわかって欲しい、わかってもらえるはずという思い込みで自分の考えを押し付けていたのだと思います。そして、怒って感情的になってしまった自分に後悔し、落ち込むことの連続でした。

そんなときにアンガーマネジメントのファシリテーター養成講座を見つけて、初めてアンガーマネジメントの理論を知り、目からウロコの状態になりました。子どもの頃、両親に教えられてきたことが初めて理論としてつながったのです。すぐに実践してみると、私は自分が思っていた以上に怒っていることが多いことに気づき、驚きました。自分のことは見えているつもりで見えていなかったのだと思います。

そんな状態でしたので、はじめからうまくいったわけではありません。しかし、失敗をしながら続けることで上達していきました。今でも「あの言い方は失敗だったかな」とか、「そんなに怒ることでもないか」と思うことがないとは言えません。

でも確実に上達している実感はあります。そして、怒った自分も自分だと、ありのままを受け入れられるようになり、心にゆとりができて楽に生きられるようになりました。

さらに嬉しいことに、私がアンガーマネジメントをお伝えした方からも「楽になりました」という言葉をいただけるようになりました。今は失敗した過去があったからこそ伝えられることがある、伝えてきてよかったと心から思えます。

アンガーマネジメントは技術です。どなたでも身につけることができます。この本を通して、怒りの悩みから解放されて、心にゆとりを持って過ごせる人が増えることを願っています。

今回の出版にあたり、日頃、アンガーマネジメントを指導してくださる一般社団法人日本アンガーマネジメント協会の安藤俊介代表理事、戸田久実理事、長縄史子理事、いつも陰でサポートしてくださる協会事務局の皆さま、共に学び、一緒に走ってくれるファシリテーターの仲間、最後に私を産み、育ててくれた両親と、いつも支えてくれている家族、かかわってくれた皆さまに感謝します。いつもありがとうございます。

２０１８年10月　著者

● 著者略歴

光前 麻由美（みつまえ・まゆみ）

一般社団法人日本アンガーマネジメント協会アンガーマネジメントコンサルタント。看護師歴30年以上の現役看護師。日本アンガーマネジメント協会の設立当初より、アンガーマネジメントの可能性を感じ、その普及に努めている。看護師としては、学生や新人の教育担当も務め、その成長や課題解決のサポートを行っている。感情労働者である看護師にとって怒りの問題は重要であり、バランスのとれた看護師を育成していくためにも感情教育が必要だと考えている。看護協会、病院、施設、看護学校などにおいて、アンガーマネジメントをテーマとした豊富な講演実績があり、受講者の立場に立った実践的な講演内容は共感を得ることが多く、好評を博している。

● 参考文献

『[図鑑] アンガーマネジメント超入門 怒りが消える心のトレーニング』
安藤俊介著、ディスカヴァー・トゥエンティワン
『この怒り何とかして!!と思ったら読む本』安藤俊介著、リベラル社
『いつも怒っている人も うまく怒れない人も 図解アンガーマネジメント』
安藤俊介監修／戸田久実著、かんき出版
『アンガーマネジメントファシリテーター養成講座テキスト』
一般社団法人日本アンガーマネジメント協会

看護師のしごととくらしを豊かにする⑧

看護師のためのアンガーマネジメント

「怒り」の感情を上手にコントロールする技術

2018年11月25日　第1版第1刷発行
2022年7月28日　第1版第3刷発行

著　者　光前 麻由美
発行者　林　諄
発行所　株式会社日本医療企画
〒101-0033　東京都千代田区神田岩本町4-14
神田平成ビル
TEL03-3256-2861（代）
FAX03-3256-2865
http://www.jmp.co.jp
印刷所　大日本印刷株式会社

ISBN978-4-86439-723-0 C3030
定価はカバーに表示しています。